김민철 박사의

약초
치유

김민철 박사의 약초치유

지은이 | 김민철

초판 1쇄 인쇄 2020년 5월 12일
초판 1쇄 발행 2020년 6월 10일

발행인 | 황윤억
주간 | 김순미
편집 | 황인재
디자인 | 엔드디자인
경영지원 | 박진주

인쇄, 제본 | (주)우리피앤에스
발행처 | 헬스레터 (주)에이치링크
출판 등록 | 2012년 9월 14일 제2015-225호
주소 | 서울시 서초구 남부순환로 333길 36(서초동 1431-1) 해원빌딩 4층
전화 | 02-6120-0258, 0259 / 팩스 02-6120-0257
홈페이지 | www.hletter.kr, cafe.naver.com/healthletter
한국전통발효아카데미 | cafe.naver.com/enzymeschool, www.ktfa.kr
전자우편 | gold4271@naver.com

이 도서의 국립중앙도서관 출판예정도서목록(CIP)은 서지정보유통지원시스템 홈페이지(http://seoji.nl.go.kr)와 국가자료종합목록 구축시스템(http://kolis-net.nl.go.kr)에서 이용하실 수 있습니다. (CIP제어번호 : CIP2020016936)

값 30,000원
ISBN 979-11-970366-0-6   03510

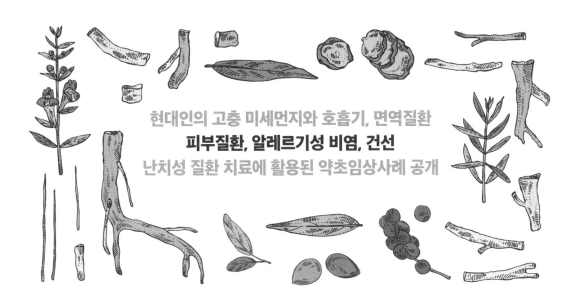

현대인의 고충 미세먼지와 호흡기, 면역질환
피부질환, 알레르기성 비염, 건선
난치성 질환 치료에 활용된 약초임상사례 공개

김민철 박사의 약초 치유

| 김민철 **지음** |

헬스레터

약초치유의 아름다운 출발점

현대인의 미세먼지 질환, 면역성 질환,
피부질환, 알레르기성 비염, 아토피, 건선……,
난치성 질환을 약초 치료한 임상 사례 공개

원광대학교 약학대학 권동렬 교수(한약학과)

김민철 박사가 한약학의 현대적 통찰력으로 집필한《김민철 박사의 약초치유》출간을 진심으로 축하합니다. 의학을 본격적으로 연구하지 않은 일반인들도 한약학의 효과에 대해, 임상 사례 결과를 중심으로 알기 쉽게 쓴 책을 그동안 나는 접해보지 못했습니다.

개인적으로 제자인 김민철 박사는 현대의학 체계에 익숙한 젊은 세대들에게 한약학을 친근하게 안내하면서, 가정에서 곧장 활용 가능한 지식을 선별해 진료 과목별로 소개했습니다. 이 점은 한약학 대중화에 크게 기여할 것으로 평가합니다. 나는 한약학과 현대의학을 결합한 김 박사의 통찰력과 그의 저술 역량에 다시 한 번 놀라움을 금치 못했습니다.

이 책은 한약을 다룬 그동안의 건강서들과는 사뭇 달라 보입니다. 질병이라는 무거운 주제를 밝고 경쾌하게 쉬운 일상 언어로 풀어내니 더욱 돋보입니다. 그래서 젊은 세대가 한약을 보는 시선에 명쾌한 반전이 될 계기로 보입니다. 그동안 약초 대중서는 입문서, 지침서, 민간요법 안내가 주를 이루었고 곁가지로 약초산행 등이 있었습니다. 약초에 대한 설명을 나열하며 개별 처방에 중점을 둔 것들이 대부분이었습니다. 약초 도서의 필자만 다를 뿐 내용이 대동소이해 아쉬움이 있었습니다.

따라서 한약학 노학자로서 한의학과 현대의학, 식습관까지 연계해 한 개의 알고리즘(고리)으로 치료하는 한약학 대중서를 기대했던 것이 사실입니다. 그 기대를 한꺼번에 사부자기 해결하며, 한약학이 한 단계 나아갈 수 있게 해주니 지도교수로서 자부심을 느낍니다.

김 박사는 이 책에서 한약 치료와 식습관 바로잡기를 통해, 이미 장기 치료로 진전된 질병이라도 치유의 길로 이끕니다. 일상에서 쉽게 접하는 만성질환부터 난치성인 자가면역질환까지 실제 치료 사례를 보여주며 설명하니 매우 인상적입니다. 질환 처방을 나열하기보다 직접 치료한 임상 사례를 공개하면서 환자의 이해를 돕고 있습니다. 성인이면 누구나 쉽게 읽고 이해 가능한 한약학 분야의 우수 콘텐츠입니다.

가령 소화불량과 설사는 일상에서 쉽게 생기는 다빈도 질환입니다. 하지만 이 책에서는 특별한 치료 처방을 찾기 전에 약차(藥茶) 치료를 권합니다. 평소 식습관의 문제를 돌아보고 해결책을 찾아가면서, 약초치유(治癒)의 치료 여정을 질환별로 생생히 담았습니다.

이 책의 압권은 현대인이 겪고 있는 미세먼지와 면역성 질환, 정확한 원인이 알려지지 않은 피부질환, 알레르기성 비염, 아토피라는 난치성 질환을 치료한 사례를 집중 소개했다는 점입니다. 이렇듯 《약초치유》는 서양의학과 한약학, 생활습관 교정까지 한데 모아 속 시원한 해결책을 제시합니다.

전통의학에 머무르지 않고, 한 단계 앞으로 나아갈 길을 제시한 한약학의 대중서로 신선한 저술입니다. 약초를 소개하면서 어려운 한자를 나열하지 않았지만, 그렇다고 글과 내용이 가볍지 않습니다. 조상들의 한의학 경험과 지혜를 담아내면서도 새로운 변화, 동서의학의 결합을 과감히 도입했습니다.

한약으로 마음을 나누는 치료, 함께하는 치료, 따뜻함을 이어가는 치유의 길을 연한약학 대중서로 이 책을 감수했으며 추천합니다. 약초를 배우고 싶고 치료에 대해 연구하려는 분들이나, 약초를 일상생활과 가벼운 질환을 체계적으로 응용하고자 한다면 꼭 읽어보기를 권합니다.

2020년 3월 원광대학교 연구실에서

'약초치유'의 새 영역 개척한
신세대 한약사

한약학적 시각과 생리학 기초한 질병 이해
현대 난치성 질환, 약초 치유에 깊은 감명 받아

《한형선 박사의 푸드닥터》 저자 섬규(暹揆) 한형선 박사(약사)

원인을 해결하면 문제는 없어진다.

맑은 물이 들어오면 흙탕물은 사라지지만, 들어오는 물이 흙탕물이면 아무리 퍼내도 흙탕물은 사라지지 않는다. 노화와 모든 질병도 같은 이치이다. 만성염증에서 노화와 질병은 시작된다. 질병이 생기기 전 예방은 질병이 생긴 후 치료를 받아 회복하는 것보다 훨씬 좋다.

항상성(恒常性, homeostasis)은 생명체가 여러 종류의 환경 변화나 스트레스에 대응해 내부를 일정하게 유지하려는 조절 과정 또는 그 상태를 말한다. 우리 인체는 체온, 삼투압, 혈당량 조절 등을 스스로 조절하고 건강을 지키는 방법을 터득하고 있다. 건강한 생활은 우리 내부의 진짜 의사인 항상성이 올바로 작동되도록 몸과 마음이 원하는 것을 채워주는 일이다.

"사람도 자연의 일부이다."

"자연스러움이 부자연스러움보다 훨씬 좋다."

누구나 아는 당연한 말이지만 우리 모두의 삶은 오히려 자연에서 멀어지고 있다.

환경이 그렇고 먹거리도 마찬가지다. 질병의 종류나 형태가 끊임없이 변화하고 발전하면서 현대의학으로 해결하지 못하는 만성적이고 난치성 질환이 증가하고 있다. 보통은 이런 원인을 환경오염과 과도한 스트레스나 유전적인 요인 등에서 찾으려 한다. 미세먼지와 환경오염, 수질오염 등으로 훼손되는 자연은 많은 사람이 우려하고 개선의 노력을 기울이지만, 우리 인체의 오염은 방치되고 있고 그에 관대하기까지 하다.

더 근본적인 원인은 음식이나 잘못된 생활습관에서 시작되는 경우가 훨씬 많다. 설탕과 오염된 곡물, 정크푸드(junk food, 열량은 높지만 영양가는 낮은 즉석식과 즉석식품) 등 세포가 필요로 하는 영양소는 줄이고 그 대신 독을 채워 넣는다. 모든 질병은 인체가 필요로 하는 적절한 환경과 영양소 부족에 따른 회복력(항상성)이 망가지면서 일어나는 세포의 기능 장애에서 시작된다.

한 집 건너 한 명씩 환자가 있다는 아토피, 당뇨, 고혈압, 자가면역질환을 비롯하여 각종 암, 전 세계를 질병의 공포 속에 몰아넣은 코로나19, 메르스, 사스 등 변종 바이러스성 질환의 근본 원인에는 지난 수십 년간 현대화라는 이름 아래 쏟아낸 차량 배기가스, 살충제, 방부제, 잘못된 음식섭취, 약물 오남용 등 수만 가지 화학물질의 축적과 영양소의 결핍에 있다.

우리가 먹는 음식을 조금이라도 관심을 가지고 들여다보면 병에 걸리지 않는 게 오히려 이상할 정도이다. 무색소, 무첨가, 저농약 등 건강한 식재료 마크를 달고 유통되는 농산물도 미네랄이나 영양소 측면에서 부족한 경우가 허다하다. 농산물의 경우, 출하 무렵 유통과정에서 상품 가치를 높이기 위해 질소비료나 색소 등을 과다하게 사용해 신선한 식재료라고 믿고 먹으면서, 오히려 독소가 축적되고 질병의 원인이 되기도 한다.

16년 전 처음 만나, 자연과 음식 이야기 나눠
의학적 통찰력이 돋보이는 임상치료 에세이 대중의학서

김민철 박사와 처음 만난 건 질병의 근본적인 원인과 해결방법으로 자연과 음식의 중요성을 이야기하던 16년 전쯤이다. 한약학을 전공한 김 박사는 한약학적 시각에 현대 생리학에 기초한 관점을 더하여 인체와 질병을 조화롭게 이해하고 보았다. 그가 자연과 음식에 대한 매우 해박한 지식을 바탕으로 많은 난치성 만성질환자들을 치료하는 것을 보고 깊은 감명을 받았다.

김 박사는 매우 합리적이며 병의 원인을 근본적으로 제거하여 질병에서 회복시키는 치료를 해왔고, 한약학이라는 기반 위에 자연과 음식, 마음을 더하여 '아름다운 약초치유'라는 새로운 영역을 개척 중이다. 그는 현대의 많은 난치성 질환을 한약학과 음식, 마음, 그리고 자연이라는 키워드를 결합해 새로운 치유영역을 만들어 낸 신세대 한약사이다.

이번에 출판하는 《김민철 박사의 약초치유》는 김민철 한약사가 한약과 약초를 새로운 시각으로 바라보는 명쾌한 반전 임상의 대중 의학서다. 김 박사가 치료하면서 거듭된 고민과 깊은 생각, 의학적 통찰력이 고스란히 녹아 있다. 에세이집 같은 진솔한 내용을 한가득 담은 책이다.

이 책을 읽는 모든 분들과 난치성 질환으로 고생하고 있는 많은 분들이 건강에 대한 참된 이치를 깨우치고 실천해서 아름답고 건강한 삶을 살아가기를 진심으로 바란다.

2020년 3월
충주 남한강변 모자연 약국에서

남모를 '건선'의 아픔,
5년간 고통 속 '은둔의 시간'

:

5년 동안 '건선'이라는 자가면역 질환으로 고통의 세월을 보냈습니다. 전염병은 아니지만, 스스로를 위축시킬 만큼 심한 피부 트러블의 상태는 집 밖을 나설 수 없는 은둔의 시간으로 지내게 했습니다. 우연히 방송을 보고 '마지막으로 치료를 해보자'는 용기를 얻어 찾은 분이 동인한약국 원장인 김민철 한약사였습니다. 지난 시간이 문득 떠오를 때면 지금의 현실이 꿈만 같습니다. 세상 밖으로 나설 수 있게 도와주신 한약사님과의 고마운 인연, 늘 마음속에 함께합니다.

서연희 건선 치료/50대/대구/2016년

아이와 나의 아토피,
한꺼번에 음식과 약초 처방으로 해결

:

아이가 태어난 후부터 아토피가 심했습니다. 치료를 위해 찾아간 곳이 동인한약국입니다. 한약사님은 엄마인 내 상태도 걱정이지만, 아이의 상태가 더 걱정이라고 했습니다. 그리고 엄마와 10개월 된 아이 모두 아토피와 음식 알레르기 치료를 해보자고 권했습니다. 처음에는 아이가 너무 어리고 밥 외에는 쉽게 먹을 음식이 거의 없어 무척 망설였습니다. 한약사님이 아이에게는 맞춤형 음식 처방으로 만든 이유식으로 치료할 수 있다고 해서 치료에 용기를 낼 수 있었습니다. 정성껏 준비한 맞춤형 이유식 치료로 아이의 아토피와 음식 알레르기가 좋아져 건강히 잘 자라고 있습니다. 그리고 나의 아토피도 말끔히 호전돼 세 아이를 잘 돌보고 있습니다.

김다혜 아토피 치료/30대/청주/2019년

원인불명의 손바닥 발진,
'나을 수 없는 병'이라는 의사의 말에 절망

:

원인이 불명확한 손바닥 발진으로 여러 병원을 전전했지만, 갈수록 심해져 모 대학병원에서 조직검사 후 치료를 했습니다. 증상에 따라 여러 치료를 받았지만 호전반응이 없어서 힘들고 난감했습니다. '나을 수 없는 병'이라는 담당 의사의 말에 절망했습니다. '불치병이라 해도 한 가닥 희망 때문에 찾아간 곳이 병원인데…….' 의사 앞에서 대성통곡을 했습니다. 손을 절단하고 싶을 만큼 절망에 빠졌을 때 약초치유를 만났습니다. 지금은 기적처럼 깨끗이 나은 손을 볼 때마다 행복에 벅차오릅니다.

이정혜 원인미상 피부질환 치료/제주/50대/2018년

두통약과 소화제가 상비약,
진통제 장복하면서 내성이 걱정

:

결혼 후에도 직장 생활을 계속했고 늘어나는 스트레스로 두통약과 소화제는 상비약이 되었습니다. 시간이 흐를수록 더해지는 통증으로 어쩔 수 없이 진통제를 계속 복용해왔습니다. 하지만 약의 내성(耐性, 약물의 반복 복용으로 약효가 떨어짐)이 걱정돼 가능한 통증을 참아가며 복약을 조절하려니 일상과 삶은 무기력의 연속이었지요. 처음엔 한약 치료에 큰 기대 없이 떨어진 체력 회복을 위해 한약국을 찾아갔습니다. 병의 인과 관계부터 생활습관까지 함께 살펴 치료해야 한다는 한약사의 말에 공감했습니다. 지금은 편해진 소화와 맑아진 머리 덕분에 상비약으로 챙기던 알약에서 벗어날 수 있었으며, 내 몸을 더 아끼고 사랑하게 된 것에 감사할 따름입니다.

진보라 소화기질환 치료/청주/30대/2019년

미세먼지와 환절기 단골손님 비염과 감기,
탕약 없이 약차만으로도 가능하다는 게 신기

:

나는 계절의 변화를 누구보다 온몸으로 잘 느낍니다. 계절이 변하는 환절기의 변화무쌍한 기온이면 언제나 찾아오는 '단골손님'인 감기와 비염이 내 몸으로 찾아오기 때문입니다. 최근에는 계절에 상관없이 더 심해지는 것 같은데, 미세먼지 때문이 아닌가 싶습니다.

'작은 습관 교정만으로 오랜 고질병이 과연 나아질 수 있을까?'에 대해 의문이 들었지만, 막상 일주일 정도 성실하게 실천해보니 좋아지는 것을 느낄 수 있었습니다. 탕약(한약)을 복용하지 않아도 좋아질 수 있다는 것이 신기했습니다. 금연과 함께 커피와 탄산음료 대신 약차(藥茶)와 일상을 함께하면서 생긴 변화들입니다.

박성범 비염 치료/청주/20대/2017년

군대 생활 중 발생한 '백반증',
'해결책이 없다'는 까마득한 절망, 두려움 엄습
　：

　군 입대 후 갑자기 얼굴에 백반증이 생겼다. 유명 병원조차 '해결책이 없다'고 해 절망했다. 두려움이 엄습했다. 병원에서 완벽하지는 않지만 가장 효과적인 치료법이라며 레이저 치료를 권했지만, 현역 군인의 신분으로 한 달에 수차례씩 치료를 받을 수도 없는 상황이었다.

　1년 뒤 제대 후 레이지 치료를 받기로 결정히고, 휴가 중 현재 백반증 상태를 늦출 방법을 찾던 중 김민철 원장님과 만났다. 원장님이 가르쳐준 식습관 교정은 군대라는 규칙적인 생활 덕분에 어렵지 않게 지킬 수 있었다. 한약도 잘 먹고 치료에 집중했다. 지금은 예전으로 돌아온 얼굴에 매우 만족하고 있다. 올해 4월에 제대하면 깨끗해진 얼굴로 선생님께 감사 인사를 드릴 생각이다.

김주현 강원도에서 군복무 중 백반증 치료/2019년

'약초치유'는
질병 증세가 한두 가지로 딱 떨어지지 않을 때,
미세먼지, 감기 등 생활질병 만성질환, 난치병 환자 등에 적합

김민철 박사(한약학)

우리는 의학의 발달 덕분에 많은 질병으로부터 생명을 보호하고 건강한 삶을 살아갈 수 있게 됐다. 현대의학은 인체의 세포를 마이크로 단위까지 살필 수 있을 정도로 많은 발전을 이루었으나, 다른 한편으로는 직관적 사고가 경직되면서 보이지 않으면 믿지 않고 의식하기를 외면한 것이 사실이다.

예를 들어 두통이 심하면 병원을 찾아 여러 전자기기를 통해 검사를 진행한다. 육안 검사를 비롯해 CT, MRI, 경동맥초음파 등 디지털(Digital) 기기를 이용한 검사를 통해 감기부터 뇌 혈관 질환의 유무까지 판별한다.

그러나 증상은 있어도 검사기기에 이상 소견이 나타나지 않으면 어떤 결과도 도출해내지 못한다. 원인불명이라면 일상에서 나타날 수 있는 스트레스에 의한 '신경성 두통'이라는 진단과 함께 해열진통제를 처방받기에 이른다. 환자는 검사기기의 위압만큼이나 위축되고 겁이 났다가, 특별한 이상 증상이 없다고 하니 안심하고 기뻐해야 할 것이다. 하지만 마음은 여전히 불편하다. 진단 결과대로라면 이상이 없어야 하는데 나는 여전히 아프기 때문이다.

디지털적 사고가 기계적인 사고를 뜻하지는 않지만 환자가 느끼는 증상, 즉 사라지지 않은 통증에 대한 자각이 간과되기 쉬운 것이 현대의학의 맹점(盲點)일 수 있다고 본다. 조금은 더 아날로그적인 요소를 겸비하면 어떨까 하는 아쉬움이 남는다. 디지털과 아날로그의 만남을 통한 디지로그(Digilog)적 치료를 함으로써 보다 감성적이고 따뜻하며 인간적일 필요가 있다고 생각한다. 환자는 사람이기 때문이다. 그렇게 함으로써 치료(治療)를 넘어 치유(治癒)의 길로 나아갈 수 있다고 생각한다. 그것이 진정한 회복이 될 것이다.

내가 한약학 공부를 하고 난치병 치료에 열정을 쏟게 된 계기가 있다.
아이의 아토피와 아내가 겪은 원인불명의 어지러움, 아버지의 이명증과 암까지, 주위에서 흔히 접할 수 있지만 딱히 원인을 알 수 없는 증상들이다. 이렇다 할 치료법이 없는 질환이라 병원 진단을 수긍할 수도 없었다.
특히 큰아이가 다섯 살 때 처음 아토피 피부염(atopic dermatitis)이 나타났다. 아이의 고통과 부모의 마음고통을 생각하면 지금도 가슴 한편이 아린다. 가려워서 잠을 못자는 아이를 둔 부모의 마음은 같다. 대신 아파줄 수만 있다면 백번이고 마다하지 않을 것이다.

소아과와 피부과는 단골이 되다시피 다녔다. 병원 처방약을 복용하면 병증 상태의 호전이 있지만 잠시였다. 그리고 반복된 재발은 더 큰 악화로 이어졌다. 난치병으로 분류하고 있으니 잦은 재발도 당연한 듯 받아들여야 했다.

수년의 병원치료를 끊고 한약과 자연치료법을 통한 몇 년의 시행착오 끝에 온전한 치유를 얻을 수 있었다. 지금도 피부면역질환으로 고생하는 분들을 상담할 때면 그때의 기억이 떠오르곤 한다.

우리 몸이 회복하려고 몸부림치는 소리를 인지하고 격려하고 들어주기를 바란다. 열이 나고, 가렵고, 춥고, 땀나고, 통증을 느끼면서 표현되는 회복을 위한 몸부림이다.

우리 몸의 자가 회복은 항상성(homeostasis)에 근간을 두고 있다. 즉 1%만큼 손상을 받으면 반드시 1%만큼 회복을 이루는 회복탄력성을 발현한다. 질병은 그 1%를 회복하지 못해 0.2% 부족해진 것들이 쌓이다가 2%까지 악화된 때라고 가정해도 과언이 아니다. 결국 치료는 부족해진 1~2%를 위한 회복탄력성을 채워주는 것이다.

즉 무너진 성벽을 전부 다시 쌓는 것이 아니라, 무너진 작은 부위를 수복(修復)해 온전한 방어벽을 다시 완성하는 것이다. 약초처방의 원리와 이치가 그렇다. 부족하면 채우고, 넘치면 덜어서 부족함도 넘침도 없이 균형을 되찾는 원리, 즉 항상성의 원리와 일맥상통한 것이 한약처방의 이치다.

《약초치유》는 한의학적 관점에서 질병을 보고 서양의학의 장점을 살려서 전공인 한약학을 결합해 새로운 질병치료의 방법을 찾고자 한 노력이다.

치료사례를 질환별, 진료 과목별로 구분
현대의학 시스템에 맞춘 한약학 실용의학서

각 장의 내용은 이렇다.

1장 [AI시대, 왜 약초치유인가?] 약초에 대한 개괄적 설명을 담았다. 한의학적 이론을 기초로 일반인도 쉽게 약초의 특성을 이해하도록 풀었다. 약초의 약효나 유효성분 분석 중심이 아닌 자연의 이치와 원리를 이해함으로써 우리 몸에 필요한 에너지를 얻은 조상들의 지혜를 엿볼 수 있다.

2장 [약초와 호흡기계, 순환계_이비인후과] 오늘날 가장 큰 화두인 숨 쉬기에 대한 이야기를 담았다. 오염된 공기가 유발한 문제부터 만병의 근원이라 일컫는 감기까지, 우리가 마음 편히 숨 쉴 수 있는 방법에 대해 설명한다. 코로나바이러스 감염증(COVID-19)으로 세상이 시끄러운 때 꼭 참고하고 알아야 할 이유를 담고 있다.

3장 [약초와 면역계_피부과] 인체 면역에 대한 한의학적 이론을 풀면서 현대의학의 관점도 함께했다. 보이지 않는 면역을 보이는 면역으로 각인시켰고, 실제 치료 사례들을 통해 이해하기 쉽게 담았다. 진짜 면역증강법이 무엇인지, 감기부터 난치성 피부질환까지 면역요법으로 치료할 수 있다는 증거들을 하나하나 담아냈다.

4장 [약초와 소화계_내과, 가정의학과] 한의학에서 가장 발달된 영역이라 할 수 있는 가정의학 부분을 약초치료로 해설했다. '잘 먹고, 잘 싸면 건강하다'는 선인들의 말이 갖는 의미를 새길 수 있다. 수백 년 조상들의 지혜에 절로 감탄할 것이다.

5장 [약초와 신경계_신경내과] 삶이 주는 무게를 지혜롭게 이겨내는 방법을 이야기한다. 스트레스를 받는다고 누구나 불행하지는 않다는 단순한 명제를 직시해야 한다. 삶의 질을 떨어뜨리는 스트레스를 해소하고 이겨낼 수 있는 방법들을 약초치료와 함께 공유하고, 거울 앞에 선 내 모습에 연민의 정과 고마움을 표현할 수 있기를 바라는 마음까지 담았다.

끝으로 이 책을 접하는 독자님들의 건강과 행복을 소원하며, 책을 집필할 수 있게 동기부여를 해주신 부모님과 아내, 딸과 아들에게 감사의 마음을 전한다. 미력한 능력을 일깨워주고 출판해주신 황윤억 대표님과 김순미 주간님께도 마음 담은 감사를 전한다.

2020년 3월

청주 '동인한약국'에서

• 차례 •

1장 AI(인공지능) 시대, 왜 약초치유인가?

2장 약초와 호흡기계, 순환계 _ 이비인후과
: 숨 막히는 세상, 어떻게 헤쳐 나갈까 :

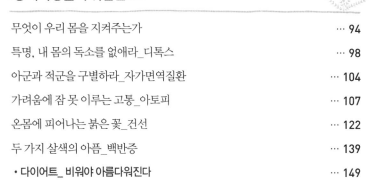

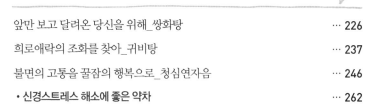

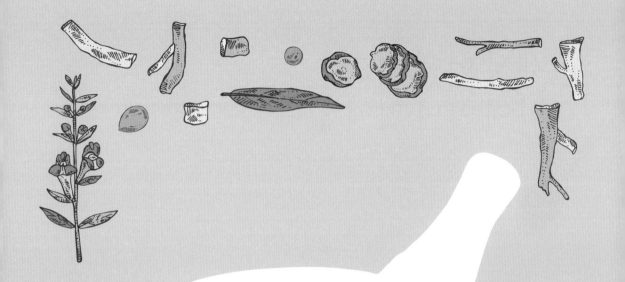

· 1장 ·

AI(인공지능) 시대,
왜 약초치유인가?

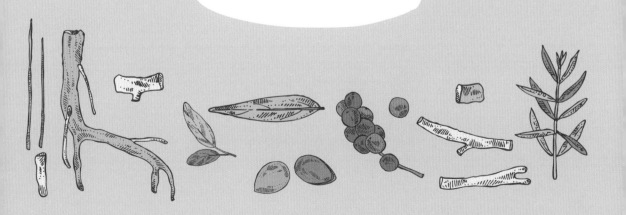

세상 어떤 것도
약이 아닌 것이 없다

"세상 어떤 것도 약이 아닌 것이 없다.
약으로 쓰이는 어떤 것도 자연이 아닌 것이 없다.
나도 그 안에 있다."

'약(藥)'이라는 한자에는 '풀(艸)'과 '즐겁다(樂)'라는 뜻이 담겨 있다. 이를 해석하자면 질병으로부터 사람을 이롭게 하고, 즐겁고 행복하게 해줄 수 있는 풀이라는 뜻일 터이다. 태초부터 자연은 사람을 행복하게 해주었고, 모든 곡식과 꽃과 나무와 과일과 심지어 돌 하나까지도 이런 의미를 외면한 것이 없다.

자연에 존재하는 식물이나 동물 중 '약'으로 쓰이지 않는 것이 있을까? 인간은 살아가는 데 필요한 식량과 질병을 치료하는 약을 자연에서 구했고, 또한 자연은 그 자체로 마음을 위로하고 위안을 주는 존재이다. 인류의 탄생 이후 자연과 함께하지 않는 인간의 삶은 상상할 수 없었다. 인공지능(AI) 시대에, 호모 사피엔스의 약(질병치료) 기원인 약초에 깊은 관심을 갖는 이유다.

그런데 지금은 활용이 쉽고 편리한 데다, 눈에 보이는 대증 효과와 경제적인 측면이 두드러진 화학약품(양약)들이 널리 쓰이고 있다. 이 또한 '약'이라는 이름으로 부른다. 과학의 발전과 함께 현대의학이 눈부시게 성장하면서 사람들은 현대의학에 대해 기대를 넘어 맹신하기도 한다. 하지만 불행히도 아직 인간은 질병으로부터 여전히 자유롭지 못하다. 새로운 질병이 생기거나 변종하는 바이러스 질병들이 늘어나고 있어 의학 발전의 한계를 느끼는 것 또한 사실이다.

그러므로 발전한 현대의학과 오래전부터 축적해온 지혜를 담은 전통의학이 서로의 장점을 접목시키고 상호보완해 더 나은 질병 치료의 여건을 만들어가는 노력이 절실하다.

'약'의 재료가 되는 것들을 통칭해서 '약초(藥草)'라고 한다.

약초에는 자연에 적응하고 살아가기 위해 품고 있는 영양성분과 식물이 만드는 고유한 천연 방어 물질이 들어 있다. 이를 인간에게 유용하게 쓰기 위한 방법을 고안하고 활용함으로써 약초라고 부른다.

질병에 따라 때로는 식물의 '독'에서 유효한 성분을 얻기도 하고, 한여름의 더위도 잘 이겨내며 자라는 특성을 활용해 열(熱)성 질환 치료에 쓰기도 한다. 이렇게 자연의 힘을 빌려 인간이 질병에서 회복하는 데 도움을 받고자 했던 치료가 '약초 치료'이고, 인간의 아날로그 몸을 본디 순리와 이치에 맞는 자연 상태로 되돌리려는 것이 '자연 치유'이다.

인간 역시 자연의 일부로서 자연에 순응하며 살아가고 진화해왔다. 어쩌면 현대인은 자연의 이치에 순응하지 않기 때문에 더 많은 질병의 고통 속에서 살고 있는지도 모른다.

자연에서 얻는 모든 것에 감사하며 나누고, 과한 욕심을 버리고, 풍요로움이 기쁨이 아닌 재앙이 되지 않게 살아간다면(섭생) 그것이 최소한의 순응일 것이다.

어떻게
약으로 이용할까

약초에는 저마다 독특한 효능이 있다. 자연에 순응하며 생존한 노력의 결정체이기도 하다. 특히 우리나라는 사계절이 뚜렷하고, 비옥하거나 척박한 여러 환경을 가지고 있다. 그런 환경에서 식물들은 자신만의 생명활동을 이어왔다. 뿌리가 발달한 약초가 있고, 뿌리는 약하지만 줄기가 발달한 약초도 있다. 그래서 약초는 부위별로 효능을 유추해서 활용한다.

뿌리를 활용하는 약초, 껍질을 활용하는 약초, 열매나 종자를 활용하는 약초, 잎과 줄기를 활용하는 약초, 꽃을 활용하는 약초, 식물 전체를 활용하는 약초로 구분할 수 있다.

**뿌리 약초는
소화기 질환
탁월**

뿌리를 활용하는 약초는 매우 다양하며, 식물에서 가장 많이 쓰이는 부위이기도 하다. 뿌리는 영양분을 저장하고 수송해서 식물의 생명활동을 유지하는 중요한 역할을 한다. 뿌리는 보통 토양의 풍부한 미네

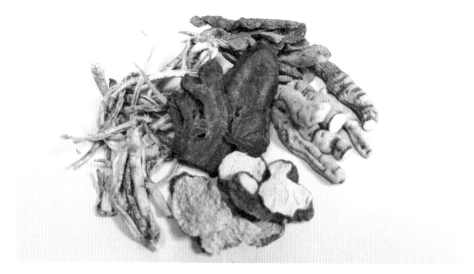

랄을 함유하고 있고, 양분을 흡수하는 기운이 가장 강하다.

식물 뿌리의 주요 기능은 저장과 흡수다. 식물이 생명활동 유지를 위해 저장한 영양소는 인체에 작용하여 몸을 보(補)하는 효과를 낸다. 황기(黃芪), 인삼(人蔘), 작약(芍藥), 감초(甘草) 등이 대표적이며, 일년생보다 다년생의 약효가 훨씬 우수하다. 3년 이상의 지력(地力)을 담은 황기나 인삼이 보약으로서 우수한 효능을 지닌다.

뿌리는 토양에서 양분과 수분을 흡수한다. 인체의 소화기인 위장과 소장, 대장에서 양분과 수분을 흡수하는 기능과 매우 유사하다. 그래서 소화기 질환에 뿌리 약초를 많이 쓴다. 백출(白朮), 창출(蒼朮), 산약(山藥-마) 등이 대표적이다.

식물의 힘이 뿌리로 집결되는 시기가 언제일까? 가을이 되어 낙엽이 지거나 이른 봄철에 새싹이 움트기 전, 이때가 뿌리에 기운이 가장 충만한 시기이다. 그래서 늦가을이나 초봄이 뿌리 약초의 채취 시기로 가장 적합하다.

껍질 약초는 소화계, 면역계 효능

식물의 껍질은 외부 환경으로부터 자신을 보호하고, 구조를 지지하고 강화하며, 양분과 수분을 전체로 전달하는 순환의 효능을 지닌다.

껍질은 외부의 균을 막고, 상처가 생기면 회복하기 위해 스스로 천연물질을 만든다. 이러한 보호 효능이 인체에 작용하여 면역력을 강화하거나 염증 치료에 활용될 수 있다. 또한 양분과 수분을 전달하는 효능이 사람에게 수분대사의 문제로 나타나는 부종이나 설사, 기침가래 증상을 치료한다. 상백피(桑白皮−뽕나무 뿌리껍질), 황백(黃柏), 백선피(白鮮皮), 후박(厚朴−일본목련), 유근피(柳根皮−느릅나무뿌리껍질), 진피(陳皮−귤껍질) 등이 대표적이다.

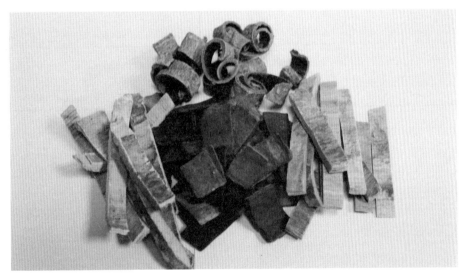

∶ 껍질 약재 ∶

껍질에는 구조를 지지하는 성질이 있고, 약으로 쓰면 인체의 결체조직인 근육과 뼈를 튼튼하게 하는 데 도움이 된다. 두충(杜沖), 오가피(五加皮), 해동피(海桐皮) 등이 대표적이다.

그렇다면 껍질의 힘이 최대로 증가할 때는 언제일까? 봄에는 새싹이 움튼다. 겨우내 뿌리에 저장한 양분이 줄기를 통해 앙상했던 가지 끝까지 전달된다. 죽은 듯 앙상하게 마른 나뭇가지에서 다시 생명이 싹 틀 때를 가리켜 '물이 올랐다'고 하는데, 이때가 봄의 한가운데고, 껍질을 채취하여 약초로 활용할 최적의 시기이다.

**열매는
기운 회복**

열매는 식물의 모든 기운을 응축한 결실이다. 특히 자신의 모든 유전정보가 담긴 씨앗을 퍼뜨리기 위한 수단으로 활용한다. 씨앗을 퍼뜨려 줄 대상을 유인하기 위해 숙성된 열매는 달콤한 편인데, 맛이 시거나

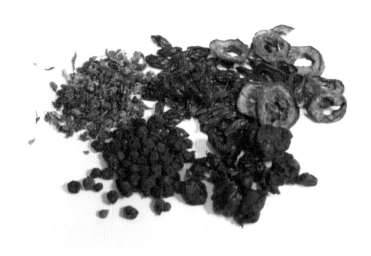

: 열매 약재 :

김민철 박사의 약초치유

쓰면 아직 때가 안 되었다는 뜻이기도 하다.

하지만 약초로 쓸 때는 원하는 효능에 따라 특정 맛을 극대화시켜서 활용한다. 신맛은 수렴시켜서 유실을 막아 채우고, 수축력을 강하게 하여 힘을 보탠다. 쓴맛은 열을 내리고 기운을 올리며 식욕을 돋운다. 단맛은 신경을 안정시키고 이완시키는 효능과 함께 몸을 보하는 효능이 있다. 물론 과일에는 신맛, 단맛, 쓴맛이 어우러진 경우가 많고 각각의 맛이 가진 효능을 모두 얻을 수도 있다.

신맛을 활용하는 열매로는 오미자(五味子), 산수유(山茱萸), 복분자(覆盆子), 산사(山楂-아가위) 등이 있고, 쓴맛을 활용하는 열매로는 연교(連翹-개나리열매), 여정실(女貞實-광나무 열매) 등이 있으며, 단맛을 활용하는 열매로는 대조(大棗-대추), 용안육(龍眼肉-용안나무 열매), 구기자(枸杞子) 등이 있다.

씨앗에는 식물의 모든 정보가 들어 있다. 식물의 전부라고 해도 과언이 아니다. 생장에 필요한 정보와 생육에 필요한 영양소까지 풍부하다. 식물의 정수라고 할 만하다. 그래서 사람의 몸이 극도로 쇠약해졌을 때 씨앗을 약으로 많이 활용한다. 사람이 세 끼 식사로 일상을 영위할 수 있는 것도 씨앗의 힘이다. 우리는 매일 씨앗에서 많은 에너지를 얻고 있다. 기운 '기(氣)'에는 쌀 '미(米)'가 들어 있다. 기운을 채우는 데 기본이 되는 약초가 우리가 주식으로 삼는 쌀이라는 의미이다.

인체에서 식물의 씨앗과 같은 역할을 하는 장기가 생식기인데, 생명유지보다는 생식을 위한 장기이다. 그래서 몸이 극도로 허약해지면 생명유지에 크게 해가 없는 생식기의 에너지가 다른 장기에 비해 쇠약해질 수밖에 없다. 이때 몸을 회복시키고 크게 보하는 효능이 있는 씨앗 약초를 활용하면 생식기의 기운을 회복할 수 있다. 대표적인 씨앗 약초로 파고지(破古紙-개암풀열매), 토사자(菟絲子-새삼씨) 등이 있다.

열매나 씨앗의 힘은 언제 가장 충만할까? 가을에 충실하게 익었을 때일 것이다. 즉 기운이 열매나 씨앗으로 고스란히 옮겨진 이 시기가 채취에 가장 적합하다.

잎과 줄기는 혈액 정화 해독 작용

지구상의 모든 생물은 식물에게 의존해 살고 있다고 해도 과언이 아니다. 육식동물은 먹이가 되는 초식동물이 없으면 존재할 수 없고, 초식동물은 식물이 없으면 존재할 수 없다. 지구에 생명체가 살면서 식물은 가장 큰 자산이 되어왔다. 식물은 태양에너지를 받아서 물과 이산화탄소로 에너지원을 만든다. 잎의 엽록소(葉綠素, chlorophyll)가 태양광선을 흡수해 물을 산소와 수소로 분해하고, 잎이 공기 중의 이산화탄소를 이용하여 탄수화물을 만들어서 식물의 영양분이 되는 포도당을 생산한다. 이 과정이 광합성(光合成, photosynthesis)이다.

식물의 잎이야말로 진화의 결실이다. 이 작은 녹색 공장은 복잡한 화학작용을 통해 무공해 천연에너지를 공급한다. 또한 식물의 잎은 손상에 대비해 스스로 치유할 수 있는 능력을 가지고 있다. 이는 인간의 치료에도 쓰이는 천연회복물질이 된다. 엽록소는 많은 유해산소를 억제하고 해독과 피부 건강, 건강 증진에 큰 도움을 주는 것으로 검증되었다. 특히 혈액정화와 해독작용은 약초에서 얻을 수 있는 가장 효과적이고 강력한 효능이다. 자소엽(紫蘇葉-차조기), 어성초(魚腥草-약모밀), 포공영(浦公英-민들레), 익모초(益母草) 등이 대표적이다.

앞서 소개한 뿌리를 활용한 약초들은 대부분 잎이나 줄기, 즉 지상부를 약초로 활용하지 않는다. 지상부에 약효가 없거나 쓸 수 없는 이유

김민철 박사의 약초치유

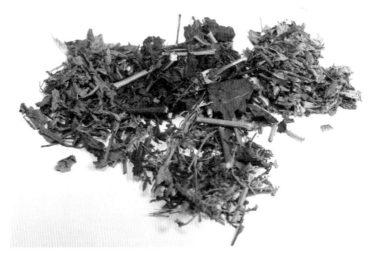

가 있다. 반대로 뿌리를 제외한 지상부인 전초(全草)를 활용한 약초들은 잎이 왕성하며 꽃을 피우기 전 생리활성이 가장 강할 때 채취한다. 예를 들면, 차(茶)는 묵은 것보다는 어리고 연한 잎의 생리활성이 더 좋고 양질의 찻잎으로 활용된다.

꽃 약초는 염증, 통증, 기 순환

꽃은 고유의 향기성분을 함유한 약초로 많은 야생화가 약용으로 활용된다. 향기의 원천인 식물정유 성분은 막힌 것을 풀고 염증을 완화하는 효능이 매우 좋다고 알려져 있다. 또한 기운이 막힌 곳을 뚫어서 기(氣) 순환(행기行氣)이 잘 되도록 돕는다.

기운이 막히면 통증이 발생한다. 신경성 두통이나 음식 섭취 후 체했을 때 통증이 나타나는 것도 울체되어 순기(順氣)되지 못해서다. 기운

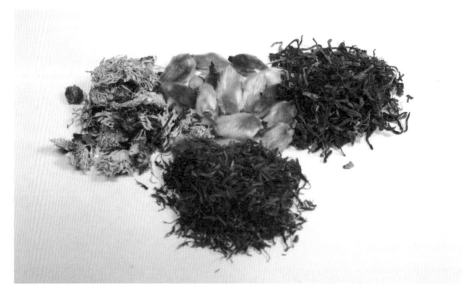

이 돌지 못하면 정상적인 혈행(血行)에 문제가 생기는데, 꽃의 향기성분은 어혈을 풀고 염증을 완화하여 기(氣) 순환이 잘 되도록 돕는다.

　약초로 활용하는 야생화는 활짝 피기 전에 채취하여 활용한다. 완전히 개화하면 생리활성물질이 소진되며, 기운이 종자로 저장될 수 있다. 꽃의 기운이 충만한 개화 직전이나 절반만 진행했을 때 채취하여 활용한다. 홍화(紅花-잇꽃), 감국(甘菊-들국화), 금은화(金銀花-인동화), 신이(辛夷-목련꽃) 등이 대표적이다.

식물 전체를 활용하는 약초

　지상부와 지하부의 모든 부분을 활용하는 식물이 있다. 식물은 싹을 틔우고 성장하고 꽃과 열매를 맺고 번식하는 일생의 순환을 거치는데, 전체를 활용하는 약초는 어느 때든 가장 왕성한 시기를 채취의 적기로 본다.

초여름의 경우가 가장 많고, 꽃이 필 무렵도 좋다. 인진(茵蔯-사철쑥), 곽향(藿香-배초향), 포공영(浦公英-민들레) 등이 전초(全草)를 활용하는 대표적 약초이다.

약초의 생리적 특성,
어떤 효능 있을까

대부분의 약초는 선조들의 경험을 토대로 정리되고 발전해오다가 근대에 들어 과학적 근거를 찾고 새로운 이용가치를 추가, 보완해가고 있다. 선조들은 미네랄이 어떻고, 비타민이 어떻고, 생리활성물질이 어떤 작용을 하는지 몰랐다. 그러나 지금 아는 것을 예전에 몰랐다고 과학적이지 않을까? 결코 그렇지 않다.

전통의학이 발전해온 과정은 지금과는 달리 실용 중심으로 탐구하고 귀납적 결론을 얻는 경험적 성격이 강했다. 그렇게 수백 년 동안 식물의 공통점을 찾고 방대한 자연의 산물을 효과적으로 활용하고자 노력한 결과가 한의학이다. 이러한 전통의학을 현대과학의 관점으로만 보고 멀리한다면 선대와 후대에 씻지 못할 과오가 될 것이다.

질병 치료에 가장 중요한 것은 효과적인 치료다. 전통의학은 자연에서 얻은 재료를 통해 질병 치료와 인체의 변화에 대해 학문적 체계를 갖추고 발전해왔다. 《동의보감(東醫寶鑑)》, 《의방유취(醫方類聚)》, 《향약집성방(鄕藥集成方)》, 《동의수세보원(東醫壽世保元)》은 지난 수백 년 동안 임상학적 경험을 토대로 효과적이고 실용적인 치료를 연구하고 수록한 우리의 유산이다.

여기에 과학적 근거를 더해서 치료 효과를 검증하고 발전시킬 수 있다. 아무것도 없는 사막에서 일용할 양식을 구하기보다, 울창한 숲에서 식량을 구하는 것이 훨씬 쉽다. 그래서 효능은 선조들이 경험을 통해 알아내고 분류했던 기준을 기초로 삼아 설명하고자 한다.

약초 맛 통해 효능 발견

약초는 활용 부위로 효능을 예측할 수 있지만 이것만으로는 약효를 명확히 알기 어렵다. 식물의 생리적 특성을 알려줄 특별한 무엇이 더 필요한데, 그것이 바로 인간이 식물에게서 느끼는 '맛[味]'이다.

우리가 아는 자연스러운 현상이 있다. 사람은 몸에 간절히 원하는 것이 있으면 그것의 맛을 떠올린다. 기운이 없으면 단맛이 생각나고, 성장과 발달이 필요하면 신맛이 그렇게 좋다고 한다. 아이들이 그렇고 태아를 키워내는 산모들이 그렇다. 매운 음식을 먹으면 스트레스가 풀린다 하고, 입맛이 없다면서 고들빼기, 씀바귀 같은 쓴맛의 음식을 찾기도 한다.

맛은 그것을 품고 있는 재료의 본질이며 표현이다. 식물이 담고 있는 활성물질 간의 상호작용이 맛으로 표현된다. 그러니 맛을 통해 효능을 유추할 수 있다.

식물은 환경에 따라 그 맛이 달라지기도 한다. 과일은 익기 전에는 시고 떫지만 익으면 달다. 같은 과일인데 유독 맛이 월등한 지역이 있다. 일교차가 크거나, 해풍을 맞고 자랐거나, 재배와 야생의 차이도 분명히 있다. 자연의 힘을 어떻게 받았는지에 따라 식물의 본질이 달라지기 때문이다. 그래서 약초마다 좋은 채취 시기가 있고, 가장 효능이 좋은 때라는 것을 맛이 알려준다.

신맛[酸味]은 에너지 응축 효과

신맛이 나는 음식을 떠올리기만 해도 찡그리며 침을 삼키게 된다. 한의학에서 신맛은 수렴(收斂)시키는 힘이 있다고 한다. 수렴은 우리 몸을 이루는 모든 것, 즉 기운, 땀, 소변, 정액, 혈액, 근육을 수축시키거나 단단히 붙들어 나가지 못하게 한다는 의미이다.

그렇다고 신맛이 나가는 것을 못 나가게 막는다는 의미는 아니다. 과도하게 나가서 기운을 손상시키거나 탈진시키는 것을 막는다는 뜻이다. 또한 수축을 통해 에너지를 응축하는 효과를 내기도 하는데, 이는 개구리가 멀리 뛰기 위해 근육을 수축하며 움츠리는 것과 같다.

그래서 신맛이 나는 산수유, 오미자, 복분자는 과도한 땀을 막고, 기침을 멈추게 하며, 기운을 올려 스스로 흘러버리는 남성의 정액을 멈추고, 여성의 대하를 멈추게 한다. 천둥벌거숭이처럼 뛰어노는 아이들의 땀과 진액을 갈무리해서 성장의 힘으로 쓰게 하고, 복중의 태아가 기운을 응축해서 무럭무럭 자랄 수 있도록 임신부가 신맛을 찾게 한다.

그러나 나이가 들어 고령이 될수록 신맛을 멀리한다. 생명력이 쇠퇴하고 있다는 증거이다. 그래서 왕성한 활동이 필요한 유소년기와 기혈의 수렴이 필요한 노년기에 반드시 활용하는 약초 처방이 육미지황탕(六味地黃湯)이다. 여기에 신맛이 많이 들어간다.

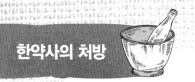

○ 육미지황탕(六味地黃湯) ○

약재

숙지황(熟地黃) 16g

산약(山藥), 산수유(山茱萸) 각 8g

복령(茯苓), 목단피(牡丹皮), 택사(澤瀉) 각 6g

(1첩 기준)

숙지황은 진액을 보충하는 보혈약의 요약(療藥: 병을 고치는 약)으로 쓰이며, 산약과 산수유는 비위를 튼튼히 하고 정혈을 보충한다. 이 세 가지를 삼보약(三補藥)이라고 한다.

복령과 택사는 심신 안정을 도모하고 불필요한 수분을 배출해주며, 목단피는 혈의 안정을 도모할 목적으로 사용한다. 이 세 가지 약초를 삼사약(三瀉藥)이라고 한다.

힘이 강한 보약을 채우기보다 여섯 가지 약초를 넘치지도 부족하지도 않게 적절히 배치함으로써 균형의 의미를 일깨운다. 조상의 지혜를 엿볼 수 있는 처방이다.

달이기

준비물 약탕기(약주전자), 육미지황탕 재료(10첩 분량), 물 6L

1. 약재를 잘 세척하여 준비한다.

2. 약탕기에 약재를 넣고 4L 물을 넣고 2L가 될 때까지 끓인다. (끓기 전까지 센 불, 끓고 나서는 약불로 뭉근히)

3. 1차로 달인 물을 따라낸 후 다시 2L 물을 넣고 1L가 될 때까지 달인다.

4. 1차 물과 2차 물을 섞어서 한 번 끓인 뒤 음용한다.

　– 하루 2~3회 복용. 개인별 체질에 따른 주의사항 확인.

쓴맛[苦味] _식욕 돋워 음식 활용

쓴맛은 약초가 가진 맛 중에서 가장 보편적이고 많이 함유된 맛이다. 약초 스스로 동물의 먹잇감이 되지 않기 위해 만든 보호 장치이기도 하다.

약간 쓴맛과 강한 쓴맛으로 구별할 수 있는데, 강한 쓴맛은 아래로 내리는[瀉] 작용이 강해서 열을 내리거나 설사를 하게 하므로 거의 약으로만 쓰인다. 반면에 약간 쓴맛은 기운을 끌어올리고 식욕을 돋우며 몸을 가볍게 하므로 음식으로 활용한다.

대부분의 나물이 쓴맛을 가졌으며 물에 우려 쓴맛을 제거한 후 요리해 먹는다. 그래도 쓴맛이 약해질 뿐 아예 없어지지는 않는다. 그래서 춘곤증으로 식욕이 없고 몸이 무겁고 기운이 없을 때 달래, 냉이, 씀바귀, 쑥, 돌나물, 두릅 같은 봄나물을 먹는다. 봄나물 특유의 향기가 식욕을 돋우며, 약간 쓴맛이 춘곤증 예방에 도움 된다.

쓴맛을 대표하는 약초가 익모초(益母草)이다. 더위를 먹어 고생할 때 익모초를 끓여 먹으면 구토와 설사가 멎고 식욕이 돌아오며 식은땀이 줄어든다. '엄마[母]에게 이로운[益] 약초라니, 이름만으로도 부인과 질환에 많이 활용했다는 것을 알 수 있다.

쓴맛이 강한 익모초는 열을 내리고 염증을 줄이는 약초로 쓰인다. 한의학에서는 기운이 뜨거나, 열이 오르거나, 막혀서 소통이 되지 않는 증상에 활용했다. 현대인들이 스트레스를 받거나 과식해서 소화가 잘 안 될 때 쓴 커피 한 잔이 생각나는 것도 비슷한 맥락이다. 열을 끄기 위해 쓴맛이 필요하다는 몸의 신호로 볼 수 있다.

'양약고구(良藥苦口)'란 말이 있다. 직역하면 '입에 쓴 약이 몸에 좋다'는 말이다. 충고가 써서 당장은 듣기 싫지만, 그것을 달게 받아들이면 자기 수양에 이롭다는 뜻이다. 쓴맛이 주는 이로움을 함축한 말로 제격이다.

쓴맛이 나는 약초로는 익모초 외에도 황금(黃芩-속썩은풀), 황련(黃連), 고삼(苦蔘-너삼)이 쓴맛 나는 약초이다.

매운맛[辛味]
_기운 푸는 맛

우리나라 음식에는 매운맛이 많다. 마늘, 고추, 양파, 무 등이 들어가지 않은 음식이 거의 없을 정도로 우리나라 사람들의 매운맛 사랑은 대단하다. 현대인에게 매운 음식은 사회화된 식습관으로 자리 잡았다. 눈물 콧물을 쏙 빼면 스트레스가 풀린다는 속설도 한몫했을 것이다.

불닭, 불짜장, 불짬뽕, 불떡볶이, 불족발 등은 이미 매운 음식에 속이 불타는 맛을 더해 탄생한 특제 음식들인데, 인기가 하늘 높은 줄 모르고 치솟는 것을 보면 우리 사회의 단면을 보여주는 것 같아 씁쓸하다.

기가 막히는 일은 많은데 풀지 못해 스트레스가 쌓이다 보니 매운 기운으로 대신할 수밖에 없기 때문이 아닐까. 매운맛이 남자보다는 여자에게, 한적한 시골보다는 복잡한 대도시에서 인기가 더 높다는데, 이 역시도 스트레스와 연관된 듯하다.

한의학에서 매운맛은 막힌 기운을 푼다고 설명한다.《동의보감》에 보면 대산(大蒜-마늘)은 마음[心]을 맵게 하고, 생강은 뺨을 맵게 하며, 대파는 코를 맵게 하고, 겨자는 눈을 맵게 하며, 수료(水蓼-여뀌)는 혀를 맵게 한다고 한다. 여기서 맵게 한다는 의미는 막힌 기운을 푼다는 의미로 보면 된다. '산수신산(酸收辛散)'이란 말도 나오는데, 신맛은 기운을 모으고, 매운맛은 기운을 발산시킨다는 뜻이다.

원지(遠志), 세신(細辛-족두리풀), 석창포(石菖蒲-창포), 천궁(川芎)이 대표적인 매운맛 약초이다.

단맛[甘味]
_몸의 에너지 보충

단맛으로 가장 유명한 약초는 감초(甘草)가 아닐까? 약방에 감초라는 말이 있을 만큼 조제할 때 거의 빠짐없이 쓰인다. 그리고 감초는 설탕보다 약 200배 달다. 대부분 약초가 쓴맛인 만큼 감초는 특별할 수밖에 없다.

약초의 단맛은 기운을 보충하는 작용인 보기(補氣)와 함께 완화(緩和), 해독(解毒)의 효능을 가지고 있다. 보약으로 쓰는 약초 대부분이 단맛을 많이 함유한다. 보기 작용에 의해 단맛의 약초는 몸에 에너지를 보충해주고 피로를 풀어주는 역할을 한다. 기운이 없거나 스트레스가 많을 때 단맛을 찾는 이치와 부합한다. 황기(黃芪-단너삼), 인삼(人蔘), 구기자(枸杞子), 백출(白朮-삽주), 감초가 대표적이다.

또한 완화 작용이 있어서 독성을 감소시키고 작용이 강한 성질을 누그러뜨려 조화시킨다. 단맛은 다른 약물과 함께 투여하면 약의 성질을 조화시키고 '독성을 감소[解毒]'시킨다. 완화와 해독 작용은 통증이 있는 사람에게 큰 도움을 준다. 대조(大棗-대추), 용안육(龍眼肉), 감초, 꿀[蜜]이 대표적이다.

짠맛[鹹味, 함미]
_생활 습관병
치료에 도움

소금은 현대인에게 공공의 적이 된 지 오래다. 혈압을 올리고, 부종을 일으키며 생활습관병을 악화시키는 나쁜 식재료라고 이야기한다. 하지만 천일염이나 짠맛이 나는 음식과 약초가 오히려 생활습관병을 치료하거나 예방하는 데 도움을 준다.

정제된 소금을 과도하게 섭취해 발생하는 문제들을 모두 소금의 문제로 묶어 생각한 데서 비롯되었으리라.

막 출산한 산모가 미역국을 먹는 것은 우리 민족의 전통 산후 건강법이다. 출산 후 몸이 퉁퉁 붓는 부종과 근골통증을 비롯한 근육경직은 모든 산모가 겪는 공통 질환이다. 출산 과정의 일부이지만 그 아픔이 워낙 크고 후유증도 만만치 않다. 그래서 산후 관리는 여성 건강에 매우 중요하다.

산모는 회복을 위해 하루 세 번 식사 때마다 미역국을 정성스레 먹는다. 이때 간을 하는 식재료가 다름 아닌 간장이다. 그것도 매우 짠 '조선간장'이라고 부르는 국간장이다. 부종이 심한 산후에 부종을 일으킨다는 짠 소금 덩어리 국간장을 넣다니! 결론을 말하면 천일염은 무기질이 풍부한 미네랄 덩어리라서 음식을 통해 섭취하면 몸의 회복을 촉진하는 약으로 활용할 수 있다. 나트륨만으로 구성된 정제소금과는 질적으로 완전히 다르다.

또한 짠맛에는 단단하고 뻣뻣한 것을 유연하게 만드는 효능이 있다. 소금밭에서 자라는 함초는 단단해서 막힌 변을 부드럽게 해 변비 치료 효능이 있다. 미역과 다시마도 같은 효능이 있어서 몸에 비정상적으로 생긴 단단한 것들을 부드럽게 해주는 약초로 쓰인다. 항암작용이 보고되어 유명해진 '후코이단(Fucoidan)'이라는 성분의 출처도 미역, 다시마 같은 해조류이며 이것은 우연이 아니다.

나이 들어 노년이 되면 짠맛을 더 찾는다는 말도, 결국 노화로 인해 손상되고 경직된 조직을 부드럽게 만들기 위한 몸의 자연스러운 변화일 수 있다.

집에서 손쉽게,
약초활용 매뉴얼

약초를 달이는 용기는 곱돌이나 질그릇으로 된 전용 약탕기가 좋다. 은은히 데워지고 서서히 식기 때문이다. 약탕기가 없다면 뚝배기나 유리 용기, 법랑도 활용 가능하다. 전통적으로 쇠, 구리, 주석, 알루미늄으로 된 용기는 사용하지 않았다.

쇠로 된 그릇으로 달일 때 방출되는 철이온(Fe^{3+})은 약초에 함유된 타닌과 결합해 침전이 생기고 유효성분을 파괴한다. 특히 현호색(玄胡索)의 경우, 알칼로이드 성분과 결합해 물에 녹지 않는 철염이 되므로 약효를 감소시킨다. 알루미늄 성분도 약초의 유기산 성분과 반응해 약효를 변화시킬 수 있으니 피해야 한다. 단, 급성 환자라면 약초 복용이 우선이니 주변에 있는 아무 용기에 약을 달여 복용하고, 이후에 대응책을 마련하는 것도 방법이다.

약초 달이기, 어떤 물을 써야 할까?

《동의보감》에는 약의 쓰임에 따라 정화수(井華水-새벽에 길은 우물물), 한천수(寒泉水-찬 샘물), 지장수(地漿水-황토를 침전한 물) 등 물을 구별해 사용해야 한다고 적혀 있다. 그만큼 물의 중요성을 강조한 것이다.

그러나 현대에는 환경오염을 비롯한 여러 요인 때문에 대부분 정수기 물을 사용하거나, 시중에서 판매되는 생수를 활용한다. 수돗물은 위생적으로 관리되므로 사용 가능하나, 소독약이나 노후 배관을 통해 유입되는 녹 등이 약 성분과 반응해 약성을 떨어뜨릴 수 있다.

약초 달이기 전 할 일

약초는 천연 생약을 그대로 활용하는 만큼 유통과 보관 중에 불순물이나 오염원이 생길 수 있다. 육안으로 검사하고 흐르는 물에 잠시 씻어주는 것이 좋다. 약초는 그대로 사용하기보다 잘게 절단한 후 사용해야 유효성분 용출이 쉽다. 또한 단단한 씨앗 종류의 약초에는 종피가 있어서 수분 침투가 어렵고 잘 우러나지 않는다. 절구를 이용해 살짝 으깨는 과정이 필요하다.

달이기 전에 한두 시간 물에 담가놓는 것이 좋다. 이것을 수침(水浸)이라고 하는데, 건조한 약초가 물을 충분히 흡수하면 내부 조직의 공간이 넓어져 유효성분 용출을 돕는다. 더운 여름에는 약초가 발효될 수 있어서 냉장실에 넣고 수침해야 한다.

약초 달이는 방법

모든 약초를 동일한 방법으로 달여서 복용하지 않는다. 몸을 보(補)하기 위한 처방과 감기 등의 치료를 위한 처방은 그 전탕법이 다를 수밖에 없다.

몸을 보(補)하는 처방은 인삼, 황기 같은 단단한 뿌리 약이나 숙지황, 맥문동 같은 끈적이는 약재를 포함하고, 약한 불로 두세 시간 달이면 약효성분이 충분히 나온다. 반면에 감기 등의 처방에는 박하, 곽향, 형개 같은 방향성 약초를 넣으므로, 한두 시간만 달여서 복용하는 것이 좋다. 오래 달이면 오히려 약효성분이 증발할 수 있다.

이렇게 약초를 전탕하는 시간도 다르지만 약을 달이는 순서도 다른 점을 알아두자. 독성이 있는 부자(附子), 초오(草烏) 같은 약초는 다른 약초에 비해 한두 시간 먼저 단독으로 달여서 독성을 없애고 중화하는 과정이 필요하다.

그리고 향이 강한 사인(砂仁), 육계(肉桂), 박하(薄荷)는 다른 약초를 먼저 달이고 나서 전탕 완성 30분 전에 넣고 달이면 된다.

약초마다 달이는 시간에 차이가 있지만, 한약 한 첩을 세 컵 물(600cc)에 넣고 1~2시간 수침 후 달이기 시작한다. 처음에는 강한 불로 시작해 끓이고 이후 약한 불에서 1시간 정도 더 달이면 된다.

재탕할 때는 처음 달인 약물을 잘 걸러서 용기에 담아두고, 다시 물을 절반(약 300cc) 넣고 30분에서 1시간 정도 더 달이면 된다. 다 달여지면 삼베 천이나 가는 체로 걸러서 처음 나온 약물과 섞어 희석한다. 그리고 멸균 보관을 위해 10분간 더 끓인 후 용기에 보관해서 복용하면 된다.

약초의 용량 단위는 그램(g)이며, 두 첩이 1일 분량이다. 한 제는 20첩이며, 10일분에 해당하는 약재량이다.

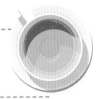

좋은 한약재 구매하기

한약재는 계절적, 지리적 특성이 있는 천연 약물이어서 약재의 유통 과정이 일반 의약품과는 다른 특성이 있다. 원재료는 가공 전에 농산물로 분류되지만 약재로 유통하기도 한다. 또한 제조 공정에 따라 가공한 약재는 의약품으로 유통하기도 한다. 가령 서울 경동약령시장이나 대구, 제천, 금산의 약령시장에 있는 농산물 소매업소에서 황기(黃芪)라는 약재를 소비자가 원하는 만큼 구입할 수 있다.

그러나 명확히 구분을 하자면 이들 약령시장에서 구입하는 것은 농산물이며 '황기'의 약 재료가 되는 원품(절단 등의 가공이 되기 전)을 구입하는 것이다. 원품 황기를 품질관리 기준에 부합하게 가공 단계를 거쳐 제품으로 생산하면 이때부터는 의약품으로 구분된다. 의약품의 소매는 전문 소매업소인 한약국, 한의원, 한약업사, 약국에서만 가능하며 이곳에서 구입할 수 있다. 즉 농산물의 유통은 농산물 기준안을 따르고, 의약품의 유통은 의약품 기준안을 따른다.

우리나라 식품의약품안전처(식약처)는 한약재 품질 제고를 위해 2015년부터 '한약재 GMP 제도'를 시행하고 있다. 한약재 GMP(Good Manufacturing Practice) 제도는 엄격한 제조 및 품질관리 기준을 준수하여 제조해야 하는 것으로, 한약재의 안전성 및 품질을 향상시키기 위해 도입되었다. 약재의 유효성분, 중금속, 잔류농약 등의 기준을 정하고 엄격한 품질관리를 통해 양질의 한약재가 유통되게 하고 있다.

앞에서 언급한 것처럼 한약은 천연재료인 특징과 계절적, 지리적 특성이 있어서 국내 생산과 유통에 한계가 있다. 예를 들면 감초나 계피 같은 약재는 많은 처방조제에 이용되고 있으나 국내 생산이 안 되는 약재이기도 하다. 국내에서 생산하더라도 식약처 품질기준에 적합한 재료가 못 되는 경우가 많아 대부분 수입에 의존한다.

이런 한약의 특수성 때문에 유통되는 한약재의 최소 30%는 수입 약재이다. 다만 한약재에 대한 GMP 기준은 수입 한약재에도 동일하게 적용되므로 편견이나 지나친 불신은 가질 필요가 없다.

모든 먹거리의 안전성은 지나치다 할 정도로 강조해도 과하지 않다. 하물며 약(藥)의 재료인 약재의 경우라면 두말할 필요도 없다. 한약의 품질관리 기준은 식품 안전성에 비해 더 까다롭다고 할 수 있다. 예를 들어 4대 중금속인 수은, 카드뮴, 크롬, 납의 허용치만 해도 식품에 비해 2배 강화되어 있다.

우리가 브랜드를 선호하는 이유는 제품을 구입할 때 신뢰할 수 있기 때문이다. 한약재 역시 브랜드 제품이라 할 수 있는 '규격품 한약재'를 구입하기를 권한다. GMP 기준에 부합한 규격품은 위에 언급한 전문 소매업소를 통해 구입이 가능하며, 구입 시 소비자가 한눈에 볼 수 있도록 라벨로 품목 표기가 되어 있으니 편리하다.

참고로 전문 한약소매업소 중 '한약국(韓藥局)'은 2019년 기준 전국 600여 개가 있으며, 한약의 유통에서 처방·제조까지 가능한 한약전문 약국이다.

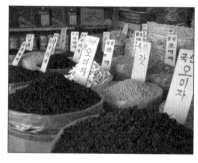

· 농산물 ·

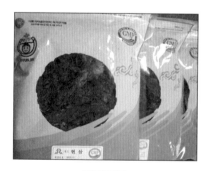

· 한약규격품 ·

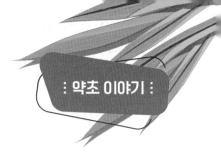

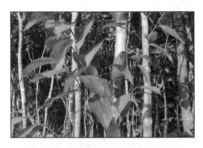

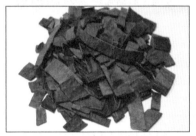

두충(杜沖) - 두충나무껍질

간과 신장을 보하고 근육과 뼈를 튼튼하게 하며, 태동불안을 치료하는 약초로 활용한다. 정기의 쇠퇴로 인한 요통과 무릎이 차고 시린 증상과 몽정, 조루증, 소변이 시원치 않은 증상을 개선하는 데 많이 쓰인다.

강장 효과가 있어서 몸을 튼튼하게 하고 신장과 간 기능을 개선하는 효과가 있다. 특히 근골(筋骨)을 강화하고 고혈압이나 성기능 강화에도 효과가 있다.

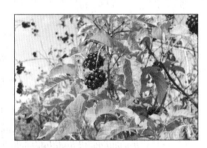

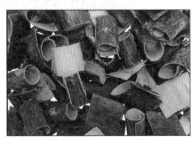

오가피(五加皮) - 오갈피나무껍질

기운을 보충하며 정수를 채우는 효과와 함께 근골을 튼튼히 하며 의지를 굳건하게 하는 효능이 있다.

두충과 효능이 비슷한데, 간과 신장에 작용하여 근골을 강화하고 풍습을 제거하여 통증을 없애는 요약으로 쓰인다.

해동피(海桐皮) - 엄나무껍질

풍습을 없애고 경락을 잘 돌게 하는 효능이 있다. 풍습이 인체에 침입하면 사지가 저리거나 마비되는 증상이 나타나고, 허리와 무릎의 통증과 습진, 피부질환이 나타나기도 하는데, 이런 증상을 개선하는 효과가 있다.

이 외에도 신장병, 기침, 객담, 당뇨병, 위염, 배뇨장애, 신경통, 류머티즘을 치료하는 약초로 쓰인다.

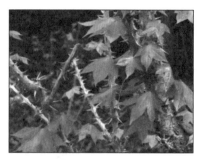

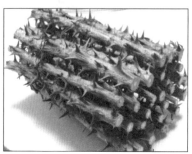

여정실(女貞實) - 광나무열매

간과 신장의 음(陰)을 보충하고 머리털을 검게 하며 눈을 맑게 하는 작용이 알려져 있다. 간과 신장이 허약하여 발생하는 어지럼증[眩暈], 귀가 울리는 이명(耳鳴), 흐릿하게 보이는 증상, 허리와 무릎이 시리고 힘이 없는 증상에 두루 사용한다.

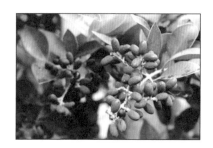

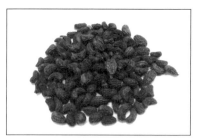

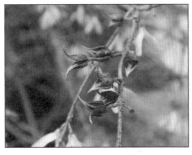

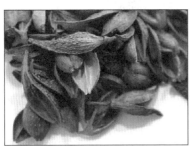

연교(連翹) – 개나리열매

해열작용이 있어 감기 치료에 효과가 있으며, 급성 열성 전염병으로 인한 의식혼미, 피부발진에 효과가 있다. 또한 포공영(浦公英–민들레)과 함께 항균, 항염, 해열 작용이 있어서 여러 질환에 활용된다.

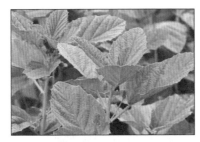

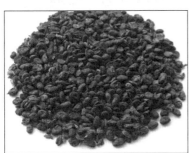

파고지(破古紙) – 개암풀열매

보골지(補骨脂)라고도 하며 신장의 양기를 보하는 요약으로 신장을 따듯하게 한다. 하초*가 허하고 냉하여 생기는 여러 증상에 두루 활용된다. 생식기가 냉하고 소변을 자주 보거나 유정, 조루, 여성 불감증을 개선한다.

---

* 하초(下焦): 배꼽 아래의 부위로 콩팥, 방광, 대장, 소장 등을 포함한다.

어성초(魚腥草) – 약모밀

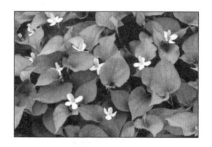

열로 인한 모든 종기에 효과가 있다고 알려져
있다. 특히 인체 내부에 생긴 종기나 곪은 증
상을 치료하는 데 양호한 효능이 있어서 폐에
생긴 종기나 종양, 담열(痰熱)로 인한 심한 기
침, 피를 토하는 각혈(咯血)을 치료하는 효능이
있다. 최근에는 폐렴과 급성기관지염, 소아폐
병, 장염으로 인한 설사에도 효과가 있다고 알
려졌다.

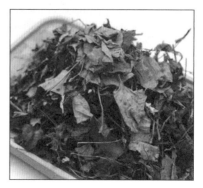

달여서 매일 차로 마시면 피를 맑게 하고 염증
을 완화시키고 동맥경화를 예방하는 효과를
얻을 수 있다.

포공영(浦公英) – 민들레

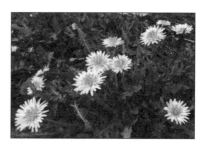

해열작용, 해독작용, 소염작용이 있어서 열독
으로 인한 각종 외과질환에 많이 쓰인다.
열독으로 생긴 종창, 유방염, 인후염, 장염, 폐
농양에 주로 쓰인다. 급성간염, 황달, 위염, 위
궤양, 소화불량, 변비에도 효과가 빠르다. 현
대의학의 소염제나 항생제의 역할을 하는 천
연 약초다.

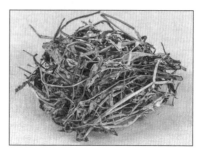

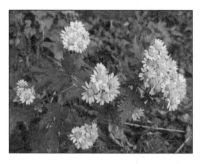

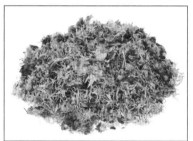

감국(甘菊) − 들국화

해열 효과가 커서 머리와 눈을 시원하게 한다. 감기로 열이 날 때, 머리나 눈에 열이 나거나 가슴속에 열이 있어 답답하고 괴로울 때, 폐렴, 기관지염에 효과가 있다. 특히 스트레스로 인한 두통, 어깨 결림, 혈압상승, 눈의 피로를 개선하는 데 좋다.

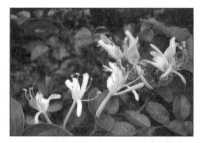

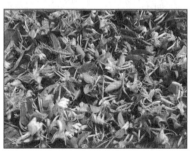

금은화(金銀花) − 인동꽃

열을 풀어주며 염증을 완화시켜 기혈 순환을 돕는다. 항균작용이 강해서 여러 염증성 질환과 감기에 따른 발열에 효과가 있으며, 피부염을 개선하는 효능도 있다.

또한 바이러스 억제작용이 있어서 유행성 감기나 호흡기질환 치료에 좋고, 고열로 인한 의식불명이나 수족마비에도 활용한다. 인후염, 대장염, 위궤양, 방광염, 편도선염, 기관지염, 결막염 및 부스럼, 이하선염, 화농성 감염증 등 광범위한 염증치료 효능을 가진 귀한 약초이다.

인진(茵蔯) – 사철쑥

간담(肝膽)에 작용하여 습열을 제거하는 효능
이 있다. 한의학에서 습열은 현대의학에서 말
하는 염증에 해당하며, 인진은 간과 담에서 발
생하는 염증성 질환에 활용된다. 또한 인진의
찬 성질은 습열을 소변으로 배설시키는 작용
을 하는데, 이 성질을 이용하여 황달 치료에도
활용되고 있다. 따라서 열이 나면서 소변장애
가 있고, 우측 상복부나 옆구리의 불편감이 있
는 경우에 사용한다.

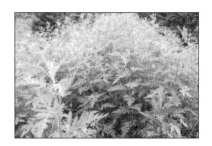

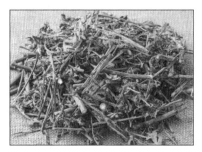

곽향(藿香) – 배초향

소화기 계통의 기능을 개선해주고 외부의 기
운으로 인한 체표(體表)의 나쁜 기운을 발산시
킨다. 소화불량, 구토, 설사 증상을 개선하는
데 효과가 있다. 특히 여름철에 좋은 약재로,
찬 음식을 과도하게 먹거나 잘못 먹어 구토와
설사를 동반한 경우에 효과가 뛰어나다. 곽향
은 방아잎으로도 불리며 향신료로 많이 활용
된다.

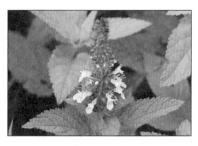

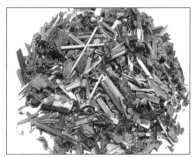

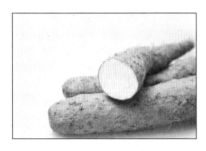

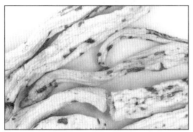

산약(山藥) - 마

인체의 기와 진액을 보충하고 소화기관의 기능을 돕기 때문에 대표적인 건위제(健胃劑)로 쓰인다. 폐와 신장의 기능을 북돋는 효능을 가졌다. 소화기 기능이 약하거나 설사를 할 때, 천식과 기침이 있을 때, 남성의 정액이 흘러버리는 유정과 여성의 냉대하 증상을 개선하고, 소변을 자주 보거나 갈증이 생기는 증상에 효과가 있다.

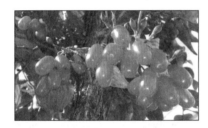

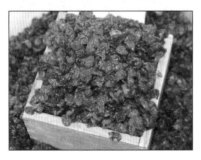

산수유(山茱萸)

간과 신장의 기운을 올리고 몸을 따뜻하게 하며 남성의 정액이 흘러버리는 유정과 과도하게 땀이 나는 증상을 개선하는 효과가 있다.

신장이 허약해서 유정과 소변을 자주 보는 증상, 땀이 그치지 않고, 생리가 과다하게 나오는 증상에 효과가 좋으며, 근골을 튼튼하게 하여 허리와 무릎이 시리고 아플 때나 팔다리에 힘이 없을 때 쓴다.

또한 간 기능이 약해져 눈이 침침하거나 어지럼증이 있을 때도 좋다.

익모초(益母草)

한자 그대로 부인들에게 이로운 풀이다. 즉 부인과 질환에 자주 쓰이는 약초이다. 부인과 질환은 대개 혈액순환이 잘 되지 못하여 발생하는데, 익모초가 혈액 순환을 좋게 하여 생리를 조절하고, 어혈(瘀血)을 풀어준다.

생리가 고르지 못한 증상이나, 생리통, 산후 복통을 개선하는 데 쓰인다. 또한 정체된 수분을 제거하므로 이뇨작용으로 부종을 치료하는 데 활용된다.

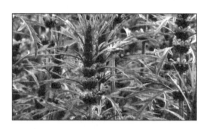

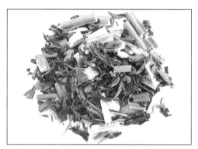

고삼(苦蔘) - 너삼

황련처럼 맛이 매우 쓰고 차가운 성질을 가진 약초로 열을 내리고 습기를 없애는 효능이 있다. 세균성 이질이나 소변을 못 보는 증상을 개선한다. 외용제로도 활용하는데 여성대하, 습진, 음부 가려움증에 효과가 있다.

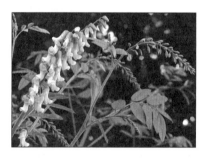

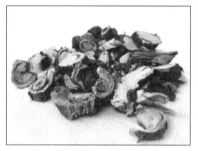

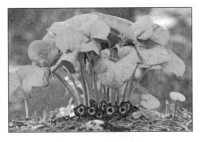

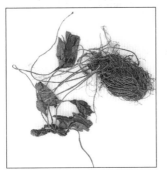

세신(細辛) - 족두리풀

밖으로는 추위를 몰아내고, 안으로는 속이 차서 생긴 담(痰)을 없애고, 막힌 것을 뚫고, 진통 작용을 하는 약초다. 감기로 인한 두통과 몸살, 근골 통증, 객담, 맑은 콧물이 흐를 때 효과가 있다. 중추신경억제 작용과 국소마취, 해열, 진통 작용이 보고되었다.

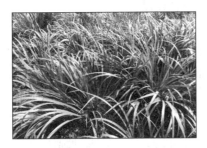

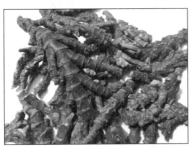

석창포(石菖蒲) - 창포

맛이 맵고 쓰면서 방향성을 가지고 있어서 막힌 것을 소통시키며 담(痰)을 없애고 인체의 양기를 순조롭게 해주는 효능이 있다. 또한 정신을 맑게 하며 눈과 귀를 밝히는 작용이 있어서 정신이 혼미하거나 귀가 잘 들리지 않을 때, 눈이 침침하고 머리가 무거울 때 활용된다. 귀에서 소리가 들리는 이명과 안면삼차신경 마비로 오는 구안와사(口眼喎斜) 증상을 개선할 때도 많이 쓰인다.

곤포(昆布) – 다시마

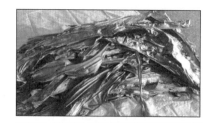

맛이 짜면서 쓰다. 담(痰)을 삭이고 굳은 것을 유연하게 하며, 뭉친 것을 풀며, 소변이 잘 나오게 한다. 배 안에 생긴 덩어리나 부스럼, 종기, 종양, 변비, 부종을 개선해준다. 보약으로 쓰이는데, 특히 몸이 약한 아이에게 좋다. 알레르기 체질개선, 혈액순환 촉진, 대사기능 개선 및 조절 효과가 있다.

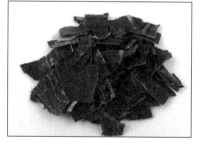

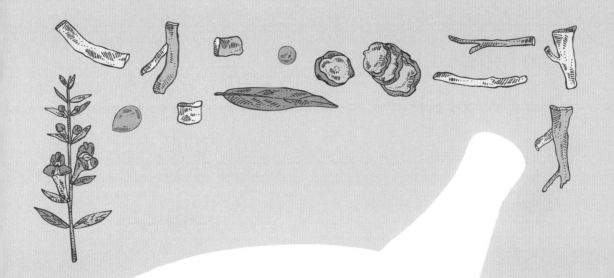

2장

약초와 호흡기계, 순환계 _이비인후과

: 숨 막히는 세상, 어떻게 헤쳐 나갈까 :

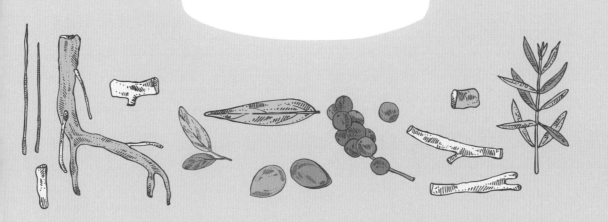

미세먼지에 좋은
약초처방

아쉽게도 봄과 가을이 짧아졌다. 그 귀한 계절을 만끽하고 싶지만 하늘을 뿌옇게 뒤덮은 미세먼지 때문에 더 아쉽다. 남풍이 불어오는 여름의 잠깐을 제외하고는 사계절 내내 맑고 파란 하늘을 보기가 쉽지 않다. 누구나 평등한 권리인 숨 쉬기조차 마음대로 할 수 없는 세상은 이제 모두에게 막연한 불안이 되었다.

미세먼지와 황사는 건강관리에 많은 영향을 미친다. 특히 면역력이 약한 노인과 어린이, 야외 활동이 많은 사람은 호흡기질환에 쉽게 노출된다. 이런 발병이 반복되다 보면 만성 호흡기질환인 비염으로 발전하기도 한다.

비염은 과거에 건조한 계절이나 일교차가 큰 환절기에 감기와 함께 발병이 잦았다. 하지만 최근에는 계절 구분 없이 사계절 내내 볼 수 있는 대표적인 만성 호흡기질환이 되었다.

비염이란 코 안 점막에 발생한 염증성 질환으로, 가장 흔하게 나타나는 증상은 콧물, 재채기, 코 막힘, 가려움증이다. 또한 머리가 아프거

김민철 박사의 약초치유

나 맡지 못하고, 냄새 맡기가 힘들고 피로를 쉽게 느끼기도 한다.

우리 몸 호흡기의 시작인 코[鼻]의 중요 기능은 외부 불순물을 거르고 온도와 습도, 공기의 속도를 조절해서 받아들이는 것이다. 가습기와 공기청정기의 기능을 동시에 수행하는 셈이다. 호흡은 입으로도 가능해서 입이 호흡의 보조 역할을 한다고 생각할지 모르지만, 불순물 제거, 공기의 온도와 습도, 속도의 조절 기능은 기대할 수 없다. 입은 공기 순환 기능만 수행할 뿐이다. 코를 막고 입으로만 숨을 쉬어보자. 코가 얼마나 많은 일을 하고 있는지 금방 알 수 있다.

비염의 가장 흔한 증상인 재채기는 외부 불순물이 비강 점막을 자극하여 발생한다. 재채기를 통해 불순물을 직접 내보내며, 비강 충혈로 콧물을 증가시켜 불순물의 체외배출을 돕는다. 즉 외부 불순물이나 나쁜 환경에 반응하여 히스타민 호르몬 분비를 촉진하고, 그 결과로 재채기를 동반해 비강점막을 충혈시킨다. 그러면 점막 분비물이 증가한다.

콧물과 재채기 등 비염 증상이 생겼다고 당장 면역력이 약해졌다고 단정할 수는 없다. 면역계도 일정 영역의 감도가 있어서 1부터 5단계까지는 정상 영역으로 인지하여 면역 발현을 제한한다. 5단계를 넘으면 그때부터 위급 상황으로 인지하여 면역체계를 발동한다. 찬 공기를 마셔서 재채기가 났다고 걱정할 일은 아니라는 뜻이다. 재채기가 많아지고 비강이 충혈되면서 콧물이 많아진 것 또한 마찬가지이다.

물론 민감도가 높아져 정상 영역인데도 위급 상황으로 인지하여 과도하게 반응하는 면역항진 상태는 결국 체력 저하와 면역력 저하로 이어지는 요인이 된다. 그러나 재채기를 일으키는 히스타민을 조절하려고 항히스타민을 처방하고, 충혈된 비강을 진정시키기 위해 스테로이드를 처방하는 것은 일상의 불편만 개선하는 것이지, 결코 비염의 근치(根治)는 될 수 없다.

만성 호흡기질환인 비염은 치료가 어렵고 재발이 쉽다. 약을 며칠 먹고 쉬면 나아졌다가, 날씨가 조금만 추워지거나 공기의 질이 나빠지면 금방 다시 재발한다. 비염이 자주 재발하는 주요 원인은 체질적으로 약한 코와 기관지, 폐 때문이기도 하지만 환경적 요인들로 인해 과도하게 항진된 면역체계의 교란이 가장 큰 이유이다.

차갑고 건조한 공기, 미세먼지, 꽃가루가 비강점막에 자극을 가해 염증을 일으킨다. 그래서 예방이 가장 중요한데, 이를 통해 면역 민감도를 과도하게 올리는 방법을 피하고 비염으로의 발전을 차단할 수 있다.

예방의 기본은 감기에 걸리지 않는 것이다. '만병의 근원이 감기'라는 말처럼 만성 비염 역시 감기에서 시작되는 경우가 많다. 개인위생 수칙인 손 씻기, 마스크 착용, 코 세척, 따뜻한 물 자주 마시기, 과로와 스트레스 피하기, 적절한 휴식은 감기 예방과 더불어 비염 예방에도 매우 효과가 좋다.

그렇다 해도 감기와 만성 호흡기질환은 쉽게 정복될 병이 아니다. 평생 동안 관리하고 예방해야 할 질병이다. 적은 노력으로 쉽게 활용할 수 있는 약초치료를 통해 만병의 근원이 되는 질병으로부터 스스로를 보호할 필요가 있다.

우리 몸은 끊임없이 질병에서 회복하려는 노력을 한다. 10% 나빠지면 10% 회복하는 것이 정상이나, 여러 여건이 불충분해서 8~9%만 회복하고 나머지가 쌓여서 결국 질병에 이른다. 이때 치료는 10%가 필요한 것이 아니다. 부족해진 1~2%가 필요한 것이다. 생활습관, 음식습관, 간단한 약초치료가 질병 치료와 건강 유지에 좋은 대안이 될 수 있다.

알레르기성 비염,
도움 주는 처방

: 갈근탕가천궁신이탕(葛根湯加川芎辛夷湯) :

고등학생인 경환이는 환절기가 되면 아침이 곤욕스럽다. 등교하려고 일어나서 세안과 머리를 감고 간단한 식사를 하기까지 수십 번 재채기를 해야 한다. 흐르는 콧물을 해결하느라 화장지로 코를 틀어막고 등교 준비를 하는 것이 하루도 빠지지 않고 이어지는 환절기 아침의 풍경이다.

평소에는 괜찮다가 환절기만 되면 심해졌고 병원에서 알레르기 비염 진단을 받고 치료를 받기도 했다. 약물치료로 호전되다가 복용을 중단하면 재발이 되었다. 이렇게 반복되면서 점점 더 심해지는 것이 가장 큰 문제였다.

비염의 대표 증상인 재채기, 콧물, 코 막힘은 크게 고통스러운 증상은 아니지만 삶의 질을 떨어뜨리기에 충분하다. 특히 집중력이 어느 때보다 요구되는 학생에게는 여간 곤욕스럽지 않다. 경환이처럼 환절기 아침에 비염이 심해지는 이유는 알레르기 반응이다.

꽃가루, 미세먼지, 집먼지진드기 같은 특정 원인 물질만 생각하기 쉬운데, 그 못지않게 대기 온도와 습도가 우리 몸 내부의 환경과 큰 차이를 보일 때도 쉽게 알레르기 반응이 일어난다. 공기가 들어오는 첫 관문인 코 점막을 펼쳐보면 생각보다 넓다. 코 점막은 공기 중 불순물을 제거하고 온도와 습도를 알맞게 유지시켜 몸으로 들여보내는 역할을 한다. 많은 외부 자극에 효과적으로 대응하기 위해 점막에는 면역세포가 넓게 퍼져 있고, 항상 건조하지 않게 촉촉한 상태를 유지한다. 몸을 지키는 최전방 초병의 역할을 충실히 수행하는 것이다.

그런데 질병을 일으킬 정도의 문제가 아닌데도 면역계가 과도하게 반응하여 일상생활에 불편을 초래하는 증상을 일으키기도 한다. 예를 들어 공기가 조금만 차갑고 건조해져도 몸의 항상성(恒常性, homeostasis)을 위해 방어체계를 일으키고, 결과적으로 코 점막에 열이 발생한다. 점막의 충혈은 차가워진 환경을 개선할지는 모르나, 분비물 증가와 그로 인한 코 막힘, 재채기 등의 증상을 동반한다. 이렇게 외부 환경 변화에 대응할 목적으로 점막을 충혈시켜서 분비물을 증가시키는 현상을 통칭 알레르기성 비염이라고 한다. 결국 민감하고 과도하게 반응하는 면역체계가 삶의 질을 떨어뜨리는 것이다.

경환이의 경우도 그렇다. 아침에 일어나서 머리를 감고 세안을 하면서 발생한 급격한 체온 변화가 비강점막의 면역을 자극한 것이다. 알레르기 비염 증상이 있는 집이라면 대부분 적당한 습도 유지를 위해 노력한다. 그러나 짧은 순간이라도 체온 유지를 못 해서 일어난 증상은 간과하기 쉽다.

김민철 박사의 약초치유

경환이에게 당부한 생활습관은 가급적이면 저녁에 머리를 감으라는 것이다. 감은 후에는 곧바로 따뜻한 바람으로 잘 말려서 체온유지에 힘쓰고, 외출할 때에는 반드시 마스크를 착용하라고 했다. 아침에 머리를 감고 말리는 시간이 길어질수록 체온이 떨어진다. 특히 충분히 말리지 못하고 등교할 때에는 체온유지가 훨씬 힘들어져서 알레르기 비염 증상이 더 심해질 수 있다.

사춘기 학생은 머리에 기름기가 많다. 그래서 매일 감으려 하고 보통 아침에 감는 습관이 있다. 그러나 알레르기의 민감도를 높이는 체온 변화를 최소화하기 위해서는 가급적 저녁에 감고, 아침에는 따뜻한 물로 간단히 두발정리만 하는 것이 좋다. 또한 저녁에 머리를 감으면 그때까지 두피에 남은 기름기가 건조함을 줄여서 비듬 억제에 도움이 된다.

마스크는 호흡기로 들어오는 먼지를 줄이며, 숨을 쉬면서 습해진 마스크 안이 코로 들어오는 공기의 습도와 온도를 조절하는 데 도움을 준다. 이렇게 코 점막의 과도한 면역 반응을 억제하는 효과가 있어서 알레르기 비염의 증상 발현을 줄이는 역할을 기대할 수 있다.

그리고 한 가지 더 있다. 아침식사를 하는 습관을 권했다. 아침식사는 우리 몸의 샘[腺] 분비를 촉진하고 정상화하는 데 도움을 준다. 특히 알레르기 비염이 있는 환자는 가급적 따뜻한 국물이 있는 아침식사를 하면 과도해지기 쉬운 면역 환경을 정돈하는 데 효과를 얻을 수 있다.

약초처방으로는 갈근탕가천궁신이탕(이하 갈천신)을 활용했다. 갈천신은 갈근(칡), 천궁(궁궁이), 신이(목련꽃봉오리)가 주성분인 처방으로 피부로 들어오는 찬 기운을 몰아내고, 기혈(氣血)의 흐름을 원활히 해주며, 영양성분의 보충과 함께 코 막힘을 개선해준다.

처방 구성도 간단하고 많이 활용하는 약초들이어서 구입도 쉽다. 알레르기 비염 증상이 있다면 갈천신 처방을 차처럼 끓여 아침저녁으로 한 컵 정도 따듯하게 마셔보라. 2~3일만 복용해도 비염 증상이 많이 호전될 것이다.

세상의 변화가 급격해서 우리 몸이 적응하고 따라가기 벅차다는 생각을 한다. 그러나 앞서 말한 것처럼 치료는 부족한 1~2%를 채우는 일이라는 것을 잊지 않으면 좋겠다. 생활습관과 약초처방의 힘만으로도 충분히 건강을 지킬 수 있다는 확신을 전하고 싶다.

○ 갈근탕가천궁신이탕(葛根湯加川芎辛夷湯) ○

약재

갈근(葛根) 4g

작약(芍藥), 계지(桂枝), 신이(辛夷), 마황(麻黃), 천궁(川芎) 각 3g

대조(大棗), 건강(乾薑) 각 2g

(1첩 기준)

달이기

준비물 약탕기(약주전자), 재료(10첩 분량), 물 6L

1. 약재를 잘 세척하여 준비한다.
2. 약탕기에 약재를 넣고 4L 물을 넣고 2L가 될 때까지 끓인다. (끓기 전까지 센 불, 끓고 나서는 약불로 뭉근히)

3. 1차로 달인 물을 따라낸 후 다시 2L 물을 넣고 1L가 될 때까지 달인다.
4. 1차 물과 2차 물을 섞어서 한 번 끓인 뒤 음용한다.
   – 하루 2~3회 복용. 개인별 체질에 따른 주의사항 확인.

천궁(川芎)

따뜻한 성질로 혈(血)과 기(氣)를 잘 돌게 하는 대표적인 약초다. 인체 내에서 혈이 잘 돌지 못해 생기는 어지러움, 두통, 복통, 생리불순, 생리통 개선에 효과가 있다. 또한 외상이나 타박상 등 비정상적인 혈액 정체로 인한 통증을 개선하는 데에도 효과가 있다. 혈액순환으로 인한 제반 통증에 두루 쓰이는 요약*이다.

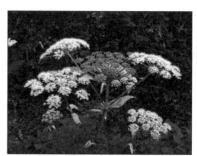

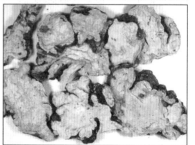

신이(辛夷-목련꽃봉오리)

맛이 맵고 성질이 따뜻하며 방향성 성분이 있어서 코를 뚫는 효과가 있다. 감기로 인한 코막힘, 콧물, 비염을 개선하는 데 활용된다. 또한 혈압을 내리고 항균 작용이 있다고 보고되었다. 봄과 가을에 쉽게 구할 수 있다. 환절기 질환을 그때 얻을 수 있는 약초로 치료하여 이치에 맞다. 꽃봉오리를 따서 차로 끓여 마셔도 효과를 얻을 수 있다.

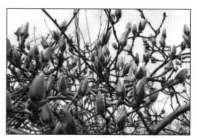

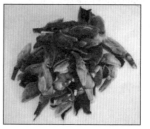

---

* 요약(療藥): 병을 고치는 약.

'만병의 근원'
감기 예방에 좋은 처방

: 삼소음(蔘蘇飮) :

환절기가 되면 집집마다 초비상이 걸린다. 아프지 않기를 모두가 바라지만 늘 쉽게 찾아오는 질병이 '감기'다. 특별한 치료약이 없지만 면역력이 어느 정도 있다면 수일 내에 큰 합병증 없이 회복되는 질환이다. 그래서 다른 질병보다 경계심이 덜한 것도 사실이다. 어찌 보면 그만큼 병원이나 약국에 쉽게 의지한다는 반증이기도 하다. 약한 감기일지라도 그냥 생으로 앓아누워 고생하는 사람은 거의 없다.

물론 아프면 적절한 치료를 받아야 한다. 그러나 감기는 적절한 치료약이 없으므로 예방이 매우 중요하다. 현재는 병증에 대한 대증요법이 전부이다. 과거에는 항생제를 과도하게 사용해서 국제적 우려를 사기도 했다. 현재는 범국가적 관리를 통해 약물의 오남용이 많이 줄어들기는 했다.

감기의 3대 기본 증상은 오한, 발열, 두통이다. 으슬으슬 춥고 열이 나면서 머리가 아픈 증상이 대표적이다. 그런데 요즘 감기는 흔히 몸살이라고 하는 이런 증상보다 목이 아프고 열이 나며 콧물과 기침을 동반하는 경우가 많다. 사실 이것은 초기 증상이 아닌 한 단계 깊이 질병이 들어왔을 때 나타나는 증상이다.

옛날에 전쟁이 나면 방어벽인 산성에서 가장 격렬한 전투가 벌어졌다. 초기 증상인 몸살 또한 나쁜 기운인 사기(邪氣)가 몸에 들어오려고 할 때 가장 바깥쪽 방어벽인 피부가 격렬하게 저항해 아픈 것이다. 그런데 방어벽이 무너지면 사기는 성 안 민가에 침투하여 백성을 유린하듯 호흡기 점막부터 소화기, 장 점막에 이르기까지 우리 몸의 넓은 부위에 병증을 일으킨다.

요즘 감기가 방어벽 전투라는 초기 증상을 건너뛰는 것은 피부와 점막의 기본 면역이 약해진 탓이다. 이는 체내 기운을 만들어내는 비위(脾胃)의 기능이 약해지면서 최전방 피부의 끝까지 기와 혈을 보내줄 폐기와 심기가 약해졌기 때문이다. 차고 건조한 바람과 미세먼지가 가득한 공기는 가뜩이나 약해진 호흡기에 치명적인 타격을 주는데, 이 때문에 기침, 가래, 콧물 등의 호흡기 증상을 동반한 감기에 걸리는 것이다.

특히 갑작스럽게 일교차가 커지는 환절기가 문제이다. 더운 여름과 추운 겨울을 지내면서 소모된 기혈과 쌓인 스트레스는 커진 일교차에 쉽게 적응하지 못하게 하고, 민감해진 면역계가 과도한 반응을 일으킨다. 그러면 미열과 함께 감기가 오려는 전조증상으로 이어진다.

체열(體熱)을 높이는 것은 체내 면역항진에 매우 중요한 기전이다. 열을 내는 것은 면역의 힘을 올리는 반응이다. 물론 과도하거나 장시간의 체열 상승은 체력을 방전시켜 질병을 더 악화시키는 원인이 되기도 한다.

몸의 균형을 유지하고자 하는 항상성은 건강 유지의 기본 중 기본이며 체내균형을 찾기까지 계속 이어질 수밖에 없다. 또한 항상성 유지

김민철 박사의 약초치유

를 돕는 것은 사실 생각만큼 어렵지 않다. 우리 몸은 꾸준히 체내균형을 위해 노력하고 있고, 스스로 균형을 깨뜨리지 않도록 주의하며 약간의 도움만 주면 빠른 회복의 길로 들어설 수 있다.

예를 들어 더운 여름과 추운 겨울에 외부 환경에 적응할 체온유지를 위해 얼마나 많은 기운을 소비하겠는가? 여름에 차가운 물과 음식의 섭취를 줄이고, 겨울에 체온유지를 위한 작은 노력만으로도 체내 항상성을 위한 기운 손실을 막을 수 있다. 꾸준하고 적당한 운동은 체온의 균형유지에 매우 좋고, 쌓인 스트레스도 해소할 수 있다.

이런 작은 노력들이 모여서 좋은 습관이 되면 건강한 삶을 살 수 있다. 하지만 실천은 생각만큼 쉽지 않다. 그래서 질병에 노출되고, 잦은 노출이 만성화로 이어지는 악순환이 된다.

환절기에 체력이 저하된 틈을 타서 찬 기운이 침범하여 발병한 감기는 미처 대비할 틈도 없이 체내 깊숙이 들어온다. 그러면 기침, 가래, 두통, 발열, 인후통, 콧물, 식욕부진, 복통설사 등의 증상이 복합적으로 나타날 수 있다.

삼소음(蔘蘇飮)은 비위의 기능이 약해져서 소화가 잘 안 되고 기운이 떨어져 몸의 순환에 문제가 발생하기 쉬운 사람이 찬바람을 맞아 감기에 걸렸을 때 사용하는 약초처방이다. 갈근, 생강, 복령, 반하, 소엽, 목향, 전호, 지각, 인삼, 감초, 대추, 길경으로 구성되며 일반적인 감기 처방과 달리 '인삼, 감초, 대추'를 넣어서 기와 진액을 보충하고 비위의 기능을 강화시킨다. 동시에 '소엽, 목향, 전호, 지각, 생강'을 넣어서 기 순환을 촉진시켜 호흡의 정상화와 복통, 설사, 식욕부진을 완화해준다.

삼소음은 지친 체력을 보충해서 면역의 항상성을 유지하는 데 도움을 주는 좋은 약초처방이다. 현대인은 과거보다 편한 삶을 추구하면서 나쁜 습관과 식생활을 가지게 되었다. 과음, 과로, 스트레스, 계절을 잊게 하는 인위적인 생활환경도 몸의 항상성 유지에 지장을 초래한다. 삼소음이 이런 분들에게 도움이 된다.

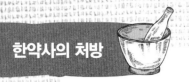

○ 삼소음(蔘蘇飮) ○

약재

소엽(蘇葉), 갈근(葛根), 반하(半夏), 전호(前胡), 인삼(人蔘), 복령(茯苓) 각 4g

길경(桔梗), 지각(枳殼), 진피(陳皮), 목향(木香), 감초(甘草) 각 3g

생강(生薑), 대조(大棗) 각 6g

(1첩 기준)

달이기

준비물 약탕기(약주전자), 삼소음 재료(10첩 분량), 물 6L

1. 약재를 잘 세척하여 준비한다.
2. 약탕기에 약재를 넣고 4L 물을 넣고 2L가 될 때까지 끓인다. (끓기 전까지 센 불, 끓고 나서는 약불로 뭉근히)

3. 1차로 달인 물을 따라낸 후 다시 2L 물을 넣고 1L가 될 때까지 달인다.
4. 1차 물과 2차 물을 섞어서 한 번 끓인 뒤 음용한다.
   - 하루 2~3회 복용. 개인별 체질에 따른 주의사항 확인.

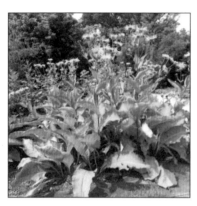

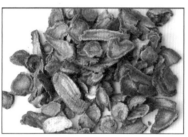

목향(木香)

강한 향의 휘발성 정유를 많이 함유해서 기운이 잘 통하게 하고, 소화력을 촉진시킨다. 심한 위통과 장위의 기운이 체한 것을 치료하는 중요한 약초이다. 가슴과 배가 부풀면서 아픈 증상, 구토, 설사, 소화불량에 많이 쓰인다.

잠을 설치게 하는
기침에 좋은 처방

: 맥문동탕(麥門冬湯) :

20대의 건장한 청년이 심한 기침으로 찾아왔다. 감기 초기에 목이 아프면서 기침이 심해지는 양상을 보였는데, 병원 치료를 하면서 목이 아픈 증상은 호전됐다. 그러나 발작적으로 이어지는 기침이 문제였다.

기침이 2주 넘게 이어지다 보니 병원에서 폐렴이나 폐결핵 등 다른 질환의 유무를 판별할 추가 검사까지 받아야 했다. 검사를 받은 다음 날에도 발작성 기침으로 고생하다가 가슴에 심한 통증을 느껴 다시 병원을 찾아갔다. 그러나 하루 전에 검사를 했다는 이유로 추가 검사를 안 해도 된다는 말만 듣고 집으로 돌아와야 했다.

기침을 할 때마다 심해지는 통증을 도저히 참을 수 없었던 청년은 다른 병원을 찾았고, 엑스레이 검사 결과 갈비뼈에 골절이 발생했다는 판정을 받았다. 감기로 인한 발작성 기침이 원인이라는 소견이다. 그러나 할 수 있는 것은 흉부보호대 착용뿐이었다. 기침을 개선하지 않고는 골절이 호전되지 않을 것 같았고, 기침 때문에 심해지는 통증 때문에 결국 근처 한약국을 찾아왔다고 했다.

이 환자는 이미 오랜 시간 동안 감기를 앓아서 콧물 증상은 없었다. 자각증상*으로는 기침을 많이 한다는 것과 기침 후 가래가 나오는 것이었다. 감기가 오랫동안 치료되지 않으면 호흡기가 더 건조해지고 콧물이 말라 끈적거리는 담으로 변한다. 그래서 콧물보다는 가래와 기침이 많아진다. 기침으로 가래가 잘 떨어지지 않기 때문에 발작성으로 1~2분 이상 심하게 해야 가래가 떨어져 안정이 되는 것이다.

우선 3일분의 맥문동탕(麥門冬湯) 한방 과립제를 처방하고 경과를 살폈는데 상당히 빠르게 기침이 진정되는 효과를 얻었다. 오랜 감기로 인해 폐, 기관지를 부드럽게 해주는 진액이 고갈된 상태였다. 이 경우는 밤에 기침이 심해지는데, 특히 어린이나 노인이 더 그렇다.

목의 건조감은 환자도 느끼는 증상이라 물을 자주 마셔서 개선하려 했다. 그렇다고 손상된 진액이 쉽게 차오르지는 않는다. 이때 필요한 약초처방이 맥문동탕(麥門冬湯)이다. 맥문동, 반하, 갱미, 인삼, 감초, 대추로 이루어진 대체적으로 간단한 처방이기도 하다.

주약인 맥문동은 폐, 기관지의 진액을 보충해주는 보음약(補陰藥)의 성약이다. 또한 함께 쓰면 폐의 기운을 북돋우는 인삼과 감초의 효과를 올려주기도 한다. 인삼과 감초는 진액의 손실을 막아 증상 악화를 막고, 반하는 담(痰)을 삭여서 기관지와 폐의 자극원을 제거한다. 갱미(멥쌀)와 대추는 경직된 호흡기와 소화기의 근육을 이완시킨다.

맥문동탕은 폐, 기관지의 탈진을 치료하는 링거액 같은 처방이다.

---

* 자각증상(自覺症狀): 환자 스스로 느끼는 병의 증상.

인후의 건조감, 경련성 기침, 호흡곤란, 안면홍조, 가슴 답답함, 쉰 목, 구강·피부 건조로 손상된 진액을 보충하고 손상된 기운까지 보충해주는 좋은 약초처방이다.

건장한 청년이 기침을 할 때 얼마나 힘을 줬으면 늑골이 골절되었겠는가? 그만큼 폐, 기관지의 진액 손상에 따른 오랜 기침은 고통스럽다.

비단 감기 증상이 아니어도 맥문동탕을 활용할 수 있다. 일을 하다가 피로 때문에 오후에 목이 잠기는 사람, 신나게 놀고 온 아이의 목소리가 변성된 증상, 갱년기에 얼굴이 붉어지며 가슴이 답답한 증상은 진액 손상과 연관된다. 맥문동탕을 먹으면 개선될 수 있다.

맥문동탕은 감기 증상뿐 아니라 과도하게 고인 열로 발생한 증상에 우선적으로 써볼 수 있는 약초처방이다.

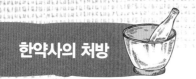

○ 맥문동탕(麥門冬湯) ○

약재

맥문동(麥門冬), 갱미(粳米) 각 5g

반하(半夏) 3g, 대조(大棗) 2g

인삼(人蔘), 감초(甘草) 각 1.5g

(1첩 기준)

달이기

준비물 약탕기(약주전자), 맥문동탕 재료(10첩 분량), 물 6L

1. 약재를 잘 세척하여 준비한다.
2. 약탕기에 약재를 넣고 4L 물을 넣고 2L가 될 때까지 끓인다. (끓기 전까지 센 불, 끓고 나서는 약불로 뭉근히)
3. 1차로 달인 물을 따라낸 후 다시 2L 물을 넣고 1L가 될 때까지 달인다.
4. 1차 물과 2차 물을 섞어서 한 번 끓인 뒤 음용한다.
   - 하루 2~3회 복용. 개인별 체질에 따른 주의사항 확인.

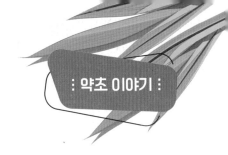

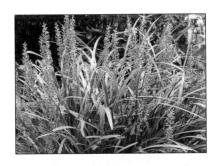

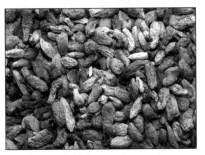

맥문동(麥門多)

인체의 진액이 부족할 때 쓰는 대표적인 약재
이다. 폐나 기관지에 작용하여 기침, 가래, 오
래된 기관지염, 폐결핵을 치료하는 데 쓴다.
심장의 진액을 보충해 안정시키는 강심작용
이 있고, 위장에 작용하여 열을 진정시키는 효
능이 있어서 만성위염 통증에 효과가 있다.
폐, 심장, 위장의 기능을 조화롭게 하며 자양
강장 효능이 있어서 널리 애용된다.

길경(桔梗) – 도라지

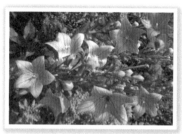
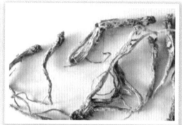

약재 효능

길경은 사포닌을 함유해서 목을 보(補)하고, 기침과 가래를 없애며, 편도선염과 그로 인한 염증과 부종을 제거한다.

- 기침 증상에 많이 활용한다. 인후와 편도샘이 부었을 때 효과가 좋다.
- 항염증 효능이 좋아서 목이 부어서 침을 삼킬 때 아픈 증상에 좋다.
- 성대 손상으로 목이 쉬었을 때 좋다.
- 기관지를 비롯해 폐와 인체의 여러 부위에 농(膿)이 형성됐을 때 많이 쓰인다.
- 몸속 노폐물이 배출되지 못하면 염증으로 발전할 수 있다. 염증은 농양을 만드는데, 길경이 농양을 제거한다.(배농산급탕)

재료	길경 10g, 감초 10g
방법	물 1L를 넣고 끓인다. 끓기 시작하면 약한 불로 뭉근히 30분 정도 더 끓인다.
복용법	식간, 식후에 한 잔씩, 1일 2~3회 마신다.
주의점	약제의 주성분인 사포닌 때문에 변이 약간 묽어질 수 있다.

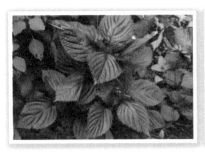 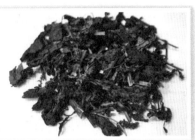

약재 효능

건위(健胃), 거담(去痰) 작용이 있으며, 노이로제, 고지혈증, 초기 감기, 야맹증에 효과가 있다. 발육을 촉진하기도 한다.

- 소엽은 들깻잎과 비슷한데, 잎이 자줏빛을 띤다 하여 자소엽이라고 한다. 소엽의 종자를 소자(蘇子)라고 하는데, 소엽과 소자 모두 막힌 기를 뚫어 편안하게 하는 효과가 있다.
- 자소엽은 위장을 편안하게 하고 감기를 치료하는 효능이 있다.
- 소자는 가래를 제거하는 효능이 있다.
- 자소엽은 땀을 내는 힘이 약한 어린이, 노약자, 임산부의 감기 증상 치료에 많이 쓰인다. 잘못 땀을 내면 기운이 소진되기 때문이다.

재료	소엽 20g
방법	물 1L를 넣고 끓인다. 끓기 시작하면 약한 불로 뭉근히 20분 정도 더 끓인다.
복용법	식간, 식후에 한 잔씩, 1일 2~3회 마신다.
주의점	없음

감국(甘菊) - 국화

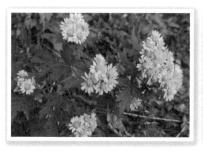 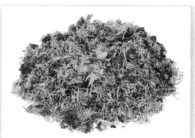

약재 효능

해열, 해독, 두통, 현기증에 좋다.

- 감국은 청명한 가을 하늘 아래 피는 꽃답게 눈을 맑게 하는 효능이 있다. 시력약화, 안구충혈, 노안, 결막염, 각막염에 사용한다.
- '감국은 눈에 피를 보양한다. 그리고 술에 취해 깨지 못하는 것을 치료한다'라고 《동의보감》에 쓰였다. 감국도 구기자처럼 간에 영양분을 공급하여 안질환을 치료한다는 것을 알 수 있다.
- 결론적으로 감국과 구기자 모두 간을 보하지만, 감국은 화(火)의 영향으로 시력이 약해지거나 충혈되는 경우에 더 적합하다.
- 울화나 스트레스로 인한 두통과 어지럼증, 고혈압, 협심증, 뇌혈관 순환장애에 좋다.
- 동맥경화, 고지혈증 치료는 산사, 감국을 함께 복용하면서 가지를 반찬으로 많이 먹으면 좋다. 가지는 동맥경화, 고혈압 치료에 좋은 식재료이다.

재료	국화 20g, 굵은소금 약간
방법	① 재료를 씻은 후 약간의 소금을 넣고 끓인 물에 살짝 데친다. ② ①의 재료를 천주머니에 넣고 물 1.2L를 부어 끓인다. ③ 끓기 시작하면 약한 불로 뭉근히 10~15분 정도 더 끓인다.
복용법	식간, 식후에 한 잔씩, 1일 2~3회 마신다.
주의점	국화의 정유 성분을 약간 제거하는 작업이 필요하다. (소금물로 초탕)

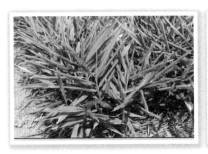
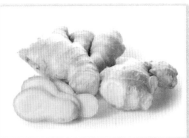

약재 효능

감기, 소화불량, 구역(嘔逆), 혈액순환, 부종을 치료한다.

- 생강은 맛이 맵고 따듯한 성질이 있다. 초기감기, 구토 증상을 치료한다.
- 음식의 맛을 더해주는 조미료 역할을 한다. 마찬가지로 처방에서도 다른 약재의 효능을 높여주거나 부작용을 억제하는 용도로 많이 사용한다.
- 구토를 멈추게 하는 성약이다. 생강의 진저롤 성분이 위 점막을 자극하여 소화액 분비를 촉진하고 위산을 억제하여 구토를 멈추게 한다.
- 속이 냉해서 구토하면 반하와 함께 사용하고, 열이 차서 구토하면 죽여(竹茹)나 황련(黃連)과 함께 사용한다.
- 초기감기, 소화불량, 구토, 중독에 효능이 있다.

재료	생강 4~5g
방법	생강을 잘 씻은 후 겉껍질을 제거하고 강판에 간다. 찻잔에 1큰술 넣고 끓는 물을 부어서 마신다.
복용법	식간, 식후에 한 잔씩, 1일 2~3회 마신다.
주의점	없음

진피(陳皮) - 귤껍질

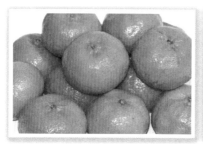 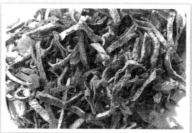

약재 효능

감기, 소화불량, 구역, 복부팽만, 해수(咳嗽), 이뇨, 고지혈증을 다스린다.

- 신경성 소화불량에 효과가 있다. 예로부터 위장의 연동운동을 촉진하고 위액 분비를 자극하여 소화를 돕는 귀한 약초였다.
- 기관지와 폐에 쌓인 담을 배출시킨다.
- 가래를 삭이고 기침을 멈추게 하지만 약효가 약하여 다른 약과 함께 쓴다.
- 테레빈유 성분이 콜레스테롤을 제거하고 동맥경화를 예방한다.
- 청피(靑皮)는 덜 익은 귤껍질로 성질이 차갑고 맛이 쓰다. 청피도 향이 있는 약초로서 기를 순환시키는 효능이 있다.
- 청피 안쪽의 흰색 속껍질은 위를 보하고 속을 편안하게 해준다.

재료	진피 50g
방법	물 1L를 넣고 끓인다. 끓기 시작하면 가장 약한 불로 뭉근히 20~30분 더 끓인다.
복용법	식간, 식후에 한 잔씩, 1일 2~3회 마신다.
주의점	없음

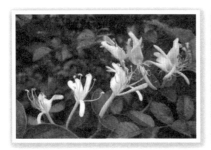 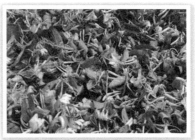

약재 효능

인후염, 편도염을 비롯한 각종 염증질환에 효과가 있고, 열을 내리며 어혈(瘀血)을 푼다.

- 겨울에도 시들지 않기 때문에 인동(忍冬)이라 하였고, 흰 꽃이 먼저 피었다가 시간이 지나 노랗게 변하여 금은화라 부른다. 한방에서는 천연항생제로 볼 만큼 염증 억제 효과가 뛰어나다. 약리실험에서 우수한 항균, 항바이러스 작용이 확인됐다.
- '종기를 치료하는 데 이만한 약이 없다. 이미 곪은 것은 터지게 하고, 아직 곪지 않은 것은 흩어지게 한다'라고 《동의보감》에 쓰였다.
- 다양한 염증 치료에 활용한다. 외상, 곪은 상처, 종기, 편도염, 인후염, 귀밑샘염, 기관지염 등에 사용한다.
- 유행성 감기에 쓰인다. 열이 심하면 시호, 황금, 형개와 함께 쓰고, 열이 가벼우면 박하, 연교, 행인과 함께 쓴다.

재료	금은화 30g
방법	물 1L를 넣고 끓인다. 끓기 시작하면 약한 불로 뭉근히 20분 정도 더 끓인다.
복용법	식간, 식후에 한 잔씩, 1일 2~3회 마신다.
주의점	속이 냉한 사람은 염증 반응이 없을 때 자주 마시지 않는다.

총백(蔥白) - 파뿌리

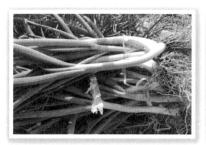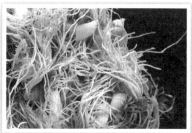

약재 효능

항균작용이 있고, 초기감기와 기침에 좋으며 가래를 삭인다. 이질간균 및 피부진균을 억제한다. 질(膣) 트리코모나스 사멸 능력이 있다.

- 총백은 요리에 양념으로 들어가는 파의 흰 부분이다. 맵고 따듯한 성질을 지녀 몸을 따듯하게 하고 추위를 타지 않게 하며, 피를 맑게 한다.
- 위액의 분비를 촉진시켜 소화를 돕고, 땀을 잘 나게 하고, 살충과 살균, 항암 작용을 하고, 염증과 종기를 삭인다.
- 감기에 좋고, 속이 차서 생긴 복통, 대소변이 잘 안 통하는 증상을 다스린다.

재료	총백 6개, 꿀 약간
방법	물 1L를 넣고 끓인다. 끓기 시작하면 약한 불로 뭉근히 20분 정도 더 끓인다.
복용법	식간, 식후에 한 잔씩, 1일 2~3회 마신다.
주의점	없음

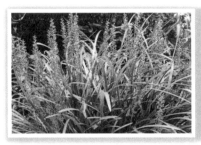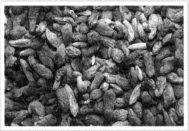

약재 효능

체력강화, 기침 개선, 열을 내리고 진액(津液)을 생성하는 효과가 있어서 심장과 폐를 보(補)하는 작용이 있다.

- 진액이 부족할 때 쓰는 대표적인 약재이고, 진해, 거담, 해열에 사용하며, 감기로 인한 기침, 가래에 쓴다. 오래된 기관지염이나 폐결핵에도 쓴다.
- 심장 기능 허약에 효과가 있고, 폐의 진액을 보충해주므로 호흡기질환을 오래 앓아서 생긴 마른기침을 다스린다.
- 허약한 신체에 원기를 돋우고 열성병(熱性病)으로 입안이 건조한 증상에 쓰인다. 아울러 모유 분비를 돕는다.
- 특히 노인의 보약으로 애용되었으며 체력 감퇴와 컨디션 유지에 좋다. 폐를 보하는 약이므로 아이들이 감기에 잘 걸리는 경우에 많이 쓰이고, 강심작용이 있으며, 점액질이 풍부해서 변비에도 응용된다.
- 폐와 기관지가 건조해져서 마른기침이 계속될 때 반드시 사용한다.
- 소갈병(당뇨), 폐결핵, 기타 열병으로 인해 진액이 고갈된 증상, 과로로 입이 마르고 갈증이 심할 때 사용한다. 심약한 사람의 마음을 안정시키는 효능도 뛰어나다.

재료	맥문동 50g, 감초 10g
방법	물 1L를 넣고 끓인다. 끓기 시작하면 약한 불로 뭉근히 60분 정도 더 끓인다.
복용법	식간, 식후에 한 잔씩, 1일 2~3회 마신다.
주의점	없음

우방자(牛蒡子) - 우엉씨

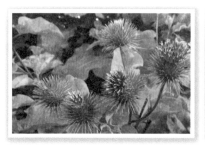 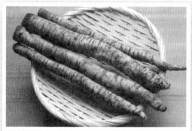

약재 효능

한방에서는 우엉의 씨인 우방자를 감기, 기침, 인후통, 두통, 편도선염, 피부병에 약으로 이용한다.

- 인후통에는 하루에 8g가량 끓여두고 차처럼 마시거나, 볶은 우방자와 날우방자를 반씩 섞어 가루로 내 한 번에 4g씩 끓인 물에 넣고 복용한다.
- 간단한 처방이지만 막혔던 목이 트이고 고름이 나올 정도로 효과가 크다. 꿀을 타서 마셔도 좋다.
- 두통에는 볶은 우방자와 선복화를 같은 양으로 배합해 가루로 내 한 번에 4g씩 녹차에 타 빈속에 복용하면 된다. 피부병에도 효과가 있다.
- 익히지 않은 잎으로 낸 즙이나 줄기와 잎을 삶은 물로 목욕을 해도 좋다.
- 우방자죽(우엉죽)은 고혈압과 중풍 예방에 효험을 발휘하고, 피부미용에 좋으며, 이뇨제로도 쓰인다. 껍질째 씻은 우방자 50g을 연필 깎듯이 얇게 깎아 물에 담그고, 쌀 한 컵을 불린다. 쌀이 불면 준비한 우방자와 함께 냄비에 넣고 물 4컵을 부은 다음 죽을 쑤면 된다.
- 편도선염에는 볶은 우방자 6g, 감초 4g에 물 500cc를 부어 물이 1/3로 줄 때까지 달인 다음 조금씩 입 안에 머금었다 삼키면 증세가 나아진다.

재료	볶은 우방자 6g, 감초 4g
방법	물 500cc를 넣고 끓인다. 끓기 시작하면 약한 불로 뭉근히 15~20분 정도 더 끓인다.
복용법	식간, 식후에 한 잔씩, 1일 2~3회 마신다.
주의점	당뇨 환자와 부종이 있는 환자는 복용에 주의한다.

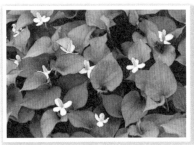 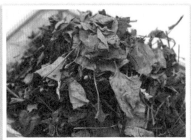

약재 효능

해열(解熱), 항염증 작용과 이뇨작용이 있다. 인체의 독소를 제거하는 작용이 있는 약재로 장기간 사용해도 부작용이 없다. 당뇨, 고혈압, 여러 종류의 염증 질환에 두루 활용한다.

- 생선 비린내가 난다고 해서 어성초라는 이름이 붙었다. 맵고 차가운 성질이 있는데, 매운맛이 열을 빼주고 차가운 성질은 이를 돕는다.
- 가벼운 염증부터 항생제로 잘 치료되지 않는 화농성 질환까지 광범위하게 사용한다.
- 열로 인한 모든 종기에 효과가 있으며, 인체 내부에 생긴 종기나 곪는 증상을 치료하는 데 양호한 효능이 있다. 폐에 생긴 종기나 종양, 담열로 인해 기친이 심한 증상, 피를 토하는 각혈을 치료한디. 최근에는 폐렴과 급성기관지염, 소아폐병, 장염으로 인한 설사에도 효과가 있다고 알려져 있다.
- 특히 폐렴, 기관지염이 악화되어 폐에 농양이 생겼을 때 효과적이다. 폐는 피부의 염증과 밀접해서 여드름 같은 피부의 화농성 질환에도 효과적이다.
- 생식기 화농성 질환에도 사용한다. 요도염, 방광염, 이질 등 생식기 염증에도 사용한다.
- 항생제를 사용해도 개선이 더딜 때 보조요법으로 활용하며 좋다.
  평소에 건강한 아이가 갑작스런 고열에 시달릴 때 어성초가 천연항생제 역할을 한다.
- 최근 환경오염과 생활독소로 인한 질병 치료에 다양하게 응용되며, 피부질환 치료에 효과가 좋아 비누 같은 외용제로도 활용한다.

재료	어성초 30g
방법	물 1L를 넣고 끓인다. 끓기 시작하면 약한 불로 뭉근히 20분 정도 더 끓인다.
복용법	식간, 식후에 한 잔씩, 1일 2~3회 마신다.
주의점	없음

신이(辛夷) – 목련꽃

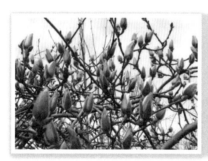 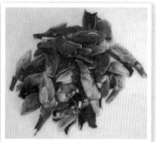

약재 효능

찬 기운으로 손상된 폐, 호흡기의 기능을 회복시키고, 두통, 코막힘, 치통 등의 치료에 활용된다.

- 신이는 맛이 맵고 성질은 따뜻하면서 향이 나서 코를 잘 통하게 한다. 따라서 감기로 인하여 코가 막히고 콧물이 나는 증상에 효과가 있다. 또한 치통에도 이용한다.
- 코막힘과 축농증을 치료하고 콧속에 부스럼이 나는 것을 치료한다.

재료	신이 30g
방법	물 1L를 넣고 끓인다. 끓기 시작하면 약한 불로 뭉근히 20분 정도 더 끓인다.
복용법	식간, 식후에 한 잔씩, 1일 2~3회 마신다.
주의점	염증 반응이 없을 때는 자주 마시지 않는다.

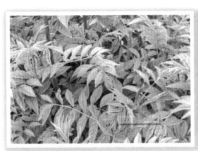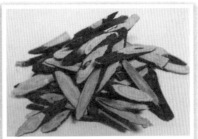

약재 효능

해독작용을 하는 대표적인 약재이다. 진정작용, 보기작용, 항궤양, 항염증, 항과민, 해독, 진해작용이 있다.

- 감초의 약리작용을 살펴보면 간장에서 유독 물질과 결합해서 해독 작용을 한다. 간 기능을 회복시키며 약물중독, 간염, 두드러기, 피부염, 습진에 유효하다. 진해거담 작용도 있으며 항히스타민, 항아세틸콜린 작용도 있다.
- 근육이나 조직의 급격한 긴장으로 생긴 통증을 푸는 작용, 체중 증가, 백혈구 증가, 이뇨 작용, 항염증 작용이 있으며, 특히 리퀴리틴, 리퀴리티게닌 성분은 소화성궤양 발생을 억제한다.
- 감초는 해독제로 이용되며 진해거담제, 교미교취제, 완화제 등 한방 외에서도 중요 생약으로 널리 쓰인다.

재료	감초 20g
방법	물 1L를 넣고 끓인다. 끓기 시작하면 약한 불로 뭉근히 20분 정도 더 끓인다.
복용법	식간, 식후에 한 잔씩, 1일 2~3회 마신다.
주의점	당뇨 환자와 부종이 있는 환자는 복용을 피한다.

오미자(五味子)

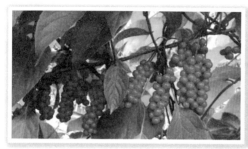 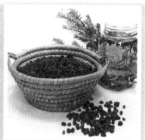

약재 효능

마음을 편안하게 하고, 폐를 수렴하고 신장을 보한다. 땀과 설사를 멈춘다. 진액을 만들어 갈증을 멎게 한다. 정혈(遺精)을 잡아준다.

- 폐에 작용하여 폐의 기를 수렴하여 기침을 멈추게 한다.
- 신장에 작용하여 설사와 유정을 멎게 하고, 인체의 진액을 보충해준다.
- 몸이 허약하여 식은땀을 흘리는 증상에도 효과가 있다.
- 열매를 사용하는 약제는 열매가 완전히 익은 후 채취해야 하므로 가을이 적기이다. 오미자는 상강 이후(10월 중순 이후)에 채취하는 것이 좋다.
- 오미(단맛, 쓴맛, 짠맛, 신맛, 매운맛)는 비장을 제외한 모든 장기에 두루 작용한다. 그래서 오미자 효소를 만들어 먹으면 비위에도 좋은 약제가 될 수 있다.
- 기침에 좋다. 특히 노인의 만성기침에 좋다.
- 땀을 멈추게 하는 작용이 있는데, 특히 허한(虛汗-식은땀)이나 도한(盜汗-잠잘 때 흘리는 땀)증에 좋다.
- 설사를 멎게 하며, 소변을 자주 보는 증상, 요실금과 대하증을 치료한다.
- 정력을 강화하여 남성의 불임과 발기부전에 좋다.
- 심장을 튼튼히 하며 마음을 안정시키는 효과가 있다. 가슴이 두근거리며 답답하고 호흡이 짧아지고 부정맥이 나타날 때 활용한다.
- 간(肝)에 음(陰)이 부족한 증상인 만성피로, 간 수치 상승, 눈의 피로에 좋다.

재료	오미자 30~40g
방법	물 1L에 재료를 넣고 24시간 우린다. 다른 약차와 달리 끓이지 않는 것이 특징이다.
복용법	식간, 식후에 한 잔씩, 1일 2~3회 마신다.
주의점	없음

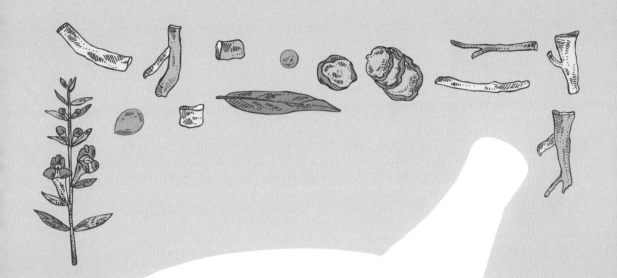

3장

약초와 면역계
_피부과

: 장내미생물의 위험신호 :

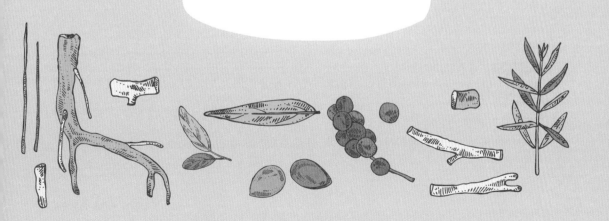

무엇이
우리 몸을 지켜주는가

피부면역질환은 원인균이나 접촉원에 의해 발생하지 않고, 면역 이상 때문에 정상 피부에 염증 반응을 일으키는 질환이다. 건선, 아토피, 백반이 대표적이며 어루러기, 한포진 등 종류가 매우 다양하다. 면역 이상으로 발생하는 질환을 통칭 '자가면역질환'이라고 부르는데 최근에 증가하고 있다.

이번 장에서는 자가면역질환 치료를 위한 약초처방과 생활환경 개선을 살펴본다. 올바른 습관을 통해 스스로 치유할 수 있는 자연치유의 의미를 되새기고자 한다.

**우리 몸의
면역 시스템**

면역(免疫)의 한자 뜻은 역병(疫病), 즉 돌림병에서 면(免)한다는 뜻이다. 위험한 질병으로부터 몸을 지키는 면역기전은 침입자로부터 나라를 지키는 방위력과 닮았다. 나라를 지키는 힘이 강할수록 국민이 안전하게 살 수 있다. 마찬가지로 우리 몸의 건강과 생명 유지를 위해 강력하고 안정적인 방어기전이 꼭 유지돼야 한다.

그렇다면 이상적인 방어를 위한 최적의 조건은 무엇일까?

여기 산성(山城)을 지키는 천 명의 병사가 있다. 이들을 촘촘히 둘러세워 산성을 방어하게 한다면 철옹성의 위용을 과시할 수는 있다. 그러나 하루 이틀은 가능할지 모르나 수 개월, 수 년 동안이라면 이야기가 달라진다. 군사의 수가 많은 만큼 유지가 어렵기 때문이다.

해결을 위해서는 효율적인 시스템이 필요하다. 예를 들어 백 명씩 열개 조로 나누고, 한 개 조만 경계를 맡고 교대할 수 있다. 그러면 나머지 병력은 휴식을 취하면서 체력을 비축할 수 있다. 물론 비상상황을 위한 신호체계를 준비하고, 유사시를 대비한 훈련을 꾸준히 함으로써 최상의 준비를 해야 한다. 효율적으로 유지하되, 철저히 대비하는 것이 방어력의 근간이 된다. 우리 몸의 면역체계도 같은 방법으로 효율의 극대화를 꾀한다.

면역계는 크게 선천면역과 후천면역으로 나뉜다. 성을 지키는 최전선 방어병력이 선천면역에 속하고, 위급할 때 동원하는 대기 병력과 전면전에 대비한 예비군이 후천면역에 속한다. 이때 위험을 알리기 위해 생리활성물질인 인터루킨(IL)과 히스타민이라는 호르몬이 비상벨의 역할을 담당한다.

산성을 지키던 백 명의 병사가 외적 50명을 발견하면, 비상벨을 울리지 않고도 튼튼한 방어력으로 유지할 수 있으나, 500명의 외적이 나타나면 긴박한 상황을 알리는 신호체계를 작동시키고 침입을 막는 데 모든 힘을 집중하게 된다.

이런 시스템이 잘 갖춰지면 방어가 강한 나라가 될 것이다. 그러나 문제는 늘 내부에서 생기며, 잘 갖춰진 시스템에도 오류가 생긴다. 항상 내부의 문제를 살피고 해결해야 외부의 적에 대비하는 방어체계를 제대로 유지할 수 있다.

내부 문제를 먼저 살피자

소규모보다 대규모 조직의 운영이 더 어렵다. 아무래도 신경 써야 할 것도 더 많다. 군대도 예외가 아니다. 잘 훈련시켜서 제 역할을 충분히 하도록 하는 것이 최상인데, 많아진 병력을 관리하다 보면 문제를 일으키는 병사가 생기기 마련이다.

어떤 병사는 겁에 질려서 비상벨을 마구잡이로 눌러댈 수 있다. 일단 비상벨이 울리면 확인을 해야 한다. 우리 몸은 열 번이라도 기꺼이 신호에 호응해준다. 비상벨이 울릴 때마다 달려가야 하니 모두가 지쳐서 엄청난 국력의 낭비가 아닐 수 없다.

겁에 질린 나머지 두 눈을 질끈 감고 하늘을 향해 총을 쏴대는 병사도 나온다. 총구가 하늘만 향하면 그나마 다행이다. 분별력을 잃은 병사가 적군과 아군을 분간하지 못한 채 마구잡이로 쏠 수도 있다.

이런 문제를 해결하기 위한 유일한 방법은 꾸준하고 반복적인 훈련이다. 아무리 시스템이 완벽하게 갖춰져 있어도 내부 구성원의 역량이 부족하면 제대로 된 힘을 발휘할 수 없다. 꾸준한 훈련으로 역량을 강화하는 것이 최선의 방법이다.

면역체계도
큰 틀에서는 같다

우리 몸속에도 훈련과 교육으로 면역시스템을 단련시키고 강화시키는 역할을 하는 것이 있다. 바로 장내미생물이다. 장내미생물은 면역의 약 70%를 차지할 만큼 절대적인 힘을 갖고 있으며, 특성상 소화관 내에 머물면서 활동하고 소멸한다. 결국 소화관에 들어오는 음식의 특성에 따라 미생물 환경도 변할 수 있다는 뜻이다.

앞서 말한 대로 정상적인 시스템을 유지하기 위해서는 꾸준한 관리가 필요하다. '습관화'가 가장 효율적인 방법이다. 몸의 모든 기능이 뇌의 선택과 지시를 받아 움직일 수는 없다. 그렇게 움직이는 것은 효율적이지 못하며, 반복된 자극원이라면 습관적 반사를 통해 뇌 활동에 도움을 줄 수 있다. 식사습관, 운전습관, 생활습관처럼 반복적이며 안정적인 일들은 효율을 높여준다. 그러나 나쁜 습관은 건강을 지키기보다 면역시스템을 교란시켜서 질병을 유발한다.

잘 짜인 면역시스템이 있어서 우리는 안전하고 건강하게 살 수 있다. 그 시스템의 주축이 장내미생물 중 유익미생물이다. 그러니 좋은 장내환경이 유지되도록 음식을 분별해 먹는 습관을 길러야 건강을 지킬 수 있다.

특명, 내 몸의 독소를 없애라
_디톡스

우리는 예전보다 더 좋은 음식을 먹고 있을까? 패스트푸드와 각종 화학비료나 농약으로 키운 식재료들 속에서 우리는 살고 있다.

왜 부모님 세대보다 호르몬 교란이 많아졌을까? 왜 보편적이지 않던 질병이 흔해졌을까? 우리나라의 평균수명은 2015년 기준 82세라고 한다. 그러나 긴 수명이 건강한 노년을 약속하지는 않는다. 건강하지 못하다면 평균수명이 90을 넘는다 해도 소용없다.

오래 사는 것보다 건강하게 사는 것이 우선이다. 그러기 위해서 현대인은 환경과 음식으로 쌓인 체내 독소부터 없애야 한다.

'디톡스(detox)'는 독(toxin)을 제거(de)한다는 의미로 해독(解毒)이라는 의미와 같다. 여기서 독소란 우리 몸의 대사기능에 영향을 끼치는 모든 것이다. 급성 중독을 일으키는 급성 독도 있고, 오랜 시간 쌓여서 발현하는 만성 독도 있다.

급성 독소는 농약중독, 약물중독을 예로 들 수 있고, 만성독소는 한의학에서 말하는 오적(五積)인 기적(氣積), 혈적(血積), 담적(痰積), 식적(食積), 한적(寒積)이다.

기적은 나쁜 기운이 쌓이는 것이다. 스트레스 혹은 화나고 우울하고 슬픈 것들이 쌓여서 생긴다. 혈적은 어혈이라고 생각하면 되고, 식적은 음식이 정제되고 쌓여서 독소가 된 것이다. 담적은 습한 기운이 쌓여 열(스트레스)을 받아 형태를 이루는 것이고, 한적은 한·냉한 기운이 쌓여 독소가 된 것이다.

일상에서 쌓인 만성독소를 생활습관의 교정을 통해 분해하고 배설해서 몸의 대사기능을 회복하는 행위가 디톡스이다.

인간은 먹어야 살 수 있다. 먹지 않는 인간은 상상할 수 없으며 식욕은 본능에 가깝다. 그런데 먹어서 독이 된다니! 인간의 역사를 돌아보면 먹을거리가 풍족하지 않던 과거에는 오히려 이런 걱정을 덜 하며 살았다. 우리는 과식과 과용이 불행을 불러올 수 있다는 사실을 늦게야 알았다.

음식만 먹는 것이 아니다. 가슴으로도 먹는다. 즉 마음을 먹는다. 기쁨[喜], 분노[勞], 근심[憂], 생각[思], 슬픔[悲], 놀람[驚], 두려움[恐]을 한의학에서는 칠정(七情)이라고 한다. 우리가 매일 느끼는 이런 감정을 마음속에 담는 것이 마음먹기이다. 먹은 감정이 과도하게 쌓여서 심리적으로 위축된 상태를 '스트레스'라고 한다. 스트레스가 만병의 근원이라는 말도 있듯이 심리적으로나 육체적으로 감당하기 어려운 스트레스는 몸의 대사이상을 초래할 개연성이 높다. 심리와 육체가 긴밀히 연결되었다는 증거이며, 질병 치료에서도 서로 뗄 수 없는 상호보완적

관계인 것을 말해준다.

먹는 것에서 삶의 동력을 얻고 생명을 영위해가는 인간의 특성이 결국 질병을 야기한다. 체내에 쌓인 과도한 영양소가 만성독소로 발현되는 경우가 많다. 결국 디톡스의 의미는 입과 마음으로 들어와서 생체대사에 방해가 될 정도로 쌓인 독소를 배출하고 대사하는 것이다. 디톡스로 몸의 활성을 되찾는 것이다. 절식이나 단식으로 속을 비운다는 의미만 생각한다면 절반의 성공일 뿐이다. 나쁜 마음이 쌓여서 생기는 질병에도 관심을 두어야 한다. 몸은 마음과 함께 행복해야 한다.

장내미생물이 있었기 때문에 인간은 끊임없는 변화에 적응하고 오랜 역사를 이어올 수 있었다. 장내미생물이 유전자만큼이나 인간이 환경에 변화하고 적응할 수 있도록 이끌어왔다는 증거는 수없이 많다. 미생물의 존재는 이미 오래전에 알고 있었으나, 그 진면목을 발견하고 조명한 역사는 아주 짧다. 지금 이 순간에도 우리 몸의 미생물은 몸이 살아갈 수 있는 에너지를 만들고 독소를 제거하는 본연의 임무에 충실할 뿐이다.

식습관 조절은 과도하거나 무절제하게 먹은 음식으로 인해 쌓인 독소를 장내미생물이 대사하고 제거하는 수고를 조금이라도 줄여주는 데 의미가 있다. 장내미생물의 환경이 개선되면 치매, 자폐, 우울증 같은 정신질환까지 회복시킬 힘이 생긴다. 명상이나 호흡법, 기도 등은 인간이 마음의 평안을 찾을 수 있도록 고안한 방법이다. 그 이유를 다시 한 번 돌아봤으면 한다.

알든 모르든 우리는 태어나면서부터 이미 중요한 계약을 하나 맺었다. 우리 몸속 작은 친구들과의 계약서에는 이렇게 쓰여 있다.

'몸의 주인께서 좋은 음식과 좋은 마음을 먹어준다면, 세입자인 미생물들은 그 선물을 받고, 대신 몸의 건강을 지키는 것에 자신의 생명을 다할 것이다.'

여전히 지금도 우리 몸의 유익미생물들은 자신의 모든 것을 다 바치며 약속을 지키고 있다. 공생의 의미를 한시도 잊은 적이 없었다. 항상 갑질은 몸의 주인 몫이다. 약속을 위한 최소한의 염치는 입의 즐거움만 있는 음식이 아닌 장내 유익미생물에게 힘이 될 수 있는 음식을 먹는 것이다. 무겁고 찌든 마음먹기도 조금씩 덜어내고자 노력하는 것이 진정한 디톡스이고 중요한 약속을 지켜준 내 몸 안의 친구들에게 고마움을 전하는 길이다.

디톡스에 도움이 되는 방법

현미와 잡곡

우리 몸의 해독을 위해 섬유질과 비타민 B군이 필요하다. 특히 비타민B군은 거친 곡류라고 하는 도정이 덜 된 현미나 잡곡에 많이 들어 있다. 한 공기의 식사에 현미나 잡곡의 양이 40% 이상 함유된 것이 좋다.

시중에 피로회복제로 판매하는 영양보충제를 살펴보면 비타민B군이 주재료인 것이 많다. 비타민B군이 피로회복을 비롯한 인체 해독기전에 중요한 재료로 쓰이기 때문이다. 특히 최근에는 고령출산 등 위험출산의 빈도가 높아진 상황이라 임신부들이 태아 건강을 위해 엽산(비타민B6)을 많이 먹는다. 이런 경우에도 현미잡곡밥은 도움이 된다.

오랫동안 식생활에 활용된 식재료만큼 안전하며 빠른 흡수를 자랑하는 것도 흔치 않다.

해독주스

신선한 야채와 과일을 각 두 종류씩 준비해서 적당량의 물을 넣고 20~30분간 끓인 후 믹서로 갈아서 식사 전에 먹거나 식사대용으로 먹으면 해독에 도움이 된다.

- 과일
  사과, 바나나, 토마토, 키위, 포도
- 채소
  양배추, 브로콜리, 케일, 셀러리, 양파, 마늘

과일이나 채소에는 독소 배출에 좋은 마그네슘, 칼륨 등의 미네랄이 풍부하고, 미생물 활성에 도움을 주는 프락토올리고당과 섬유질이 과량 들어 있어 좋은 장 환경을 제공한다.

삶은 재료를 갈아서 먹는 것은 파괴될 비타민보다 장내유익미생물과 장 조직의 흡수를 먼저 생각하기 때문이다.

저녁 공복 즐기기

우리 몸은 해독뿐만 아니라 음식물의 소화흡수에도 많은 에너지와 효소를 필요로 한다.

저녁식사로 해독주스나 가벼운 샐러드를 섭취하고 가급적 공복상태를 유지한다면, 다음 날 아침 식사까지 약 12시간 동안 효소 소비를 최소화하면서 디톡스에 집중할 수 있는 환경을 제공할 수 있다. 12시간은 하루 중 절반에 해당하는 긴 시간이며, 수면시간이 포함되어 있다. 다른 신체 조직이 쉬는 시간을 활용하기 때문에 활성효소를 온전히 디톡스에 쓸 수 있다는 장점도 있다.

우리 몸의 회복프로그램인 디톡스에 올인할 수 있는 환경을 제공하는 저녁공복이 얼마나 큰 효과가 있을지 상상해보라. 배에서 울리는 꼬르륵 소리를 기쁜 마음으로 즐기게 될 것이다.

아군과 적군을 구별하라
_자가면역질환

사람은 누구나 건강하게 살고 싶은 욕망이 있다. 그러나 보통의 노력만으로는 건강한 삶을 보장받을 수 없기 때문에 면역 상태를 항상 최상으로 유지하려고 한다. 약을 찾기도 하지만 그보다 먼저 면역력으로 극복하는 것이 좋다는 것을 잘 알고 있다. 그런데 여간해서는 약해진 몸을 건강한 몸으로 바꾸기는 어렵다. 오랜 시간과 노력이 필요하다.

그런데 인간의 면역을 담당하는 한 축인 장내미생물은 다르다. 장내미생물의 한 세대는 기껏해야 10~15분밖에 안 된다. 그래서 체내로 들어오는 음식물의 상태에 따라 장내 환경이 변하고, 하루에도 수십 번 미생물의 세대교체가 이루어진다. 결국 장내 환경이 미생물의 생태에 심대한 영향을 끼치는 셈이다.

여기서 가장 중요한 포인트는 환경이 바뀐다는 것이다. 우리가 건강한 식습관으로 바꾸면 하루 이틀 만에도 장내미생물들이 내 몸에 유익한 면역 환경을 조성한다. 오늘 아침에 먹은 밥과 된장국 덕분에 장은 벌써 행복하게 웃고 있을지 모른다. 이런 일상에서의 작은 노력이 계속된다면 장내미생물은 내 몸에 유익한 면역 환경을 조성해서 기꺼이 든든한 건강 지킴이가 될 것이다.

몸을 바꾸는 가장 쉬운 방법이 장을 바꾸는 것이다. 장을 바꾸는 것은 장내 환경을 건강하게 유지해서 장내 유익미생물의 환경을 최적 상태로 유지하는 것을 말한다. 쉬운 일 같지만 실로 어려운 일이다.

발병의 빈도수나 건강의 지표가 과거에 비해 그다지 나아졌다는 보고서를 찾기 어렵다. 가장 대표적인 지표인 자가면역질환의 예를 보더라도 과거에 비해 최근 발병이 점진적으로 증가하고 있다.

자가면역질환은 명확한 발병 원인이 밝혀지지 않아서 치료법이 확립되지 못했다. 피부면역질환 외 류머티즘 관절염을 비롯해 루푸스, 베체트병, 크론병, 비염, 천식, 하시모토 갑상선염, 1형 당뇨 등 알려진 종류만 해도 80개 이상이다. 대부분 면역체계 교란으로 면역세포가 정상세포나 정상조직을 나쁜 세포나 독소로 오인하고 공격, 염증을 일으킨다는 사실 정도만 밝혀졌다.

면역세포 교란에 영향을 미치는 원인이 대부분 우리가 일상적으로 먹는 음식이나 생활환경이라는 사실도 속속 밝혀지고 있다. 그만큼 일상의 모든 요인이 장내환경과 미생물 환경에 지대한 영향을 끼친다는 반증이고, 인체 면역체계 이상을 초래할 수 있다는 뜻이기도 하다.

우리 몸을 지키는 군사인 미생물은 짧은 생을 살면서도 자신의 모든 정보를 다음 세대에게 남겨서 면역력을 정상적으로 유지시킬 수 있도록 돕는다.

신선한 채소와 과일을 먹는 습관, 규칙적 식사 습관, 가공식품을 멀리하는 습관, 유익미생물을 많이 담은 발효식품을 가까이 하는 습관, 스트레스를 멀리하고 해소하려는 습관, 항생제를 비롯한 약물 섭취를 최소화하는 노력들이 건강한 장내환경을 만드는 기본이다.

이런 기본이 지켜질 때 비로소 장내환경이 최적화될 수 있고, 장내미생물의 정상적인 기능과 세대교체로 이어져 건강한 면역 활동의 기초가 될 수 있다.

운명을 바꾸고 싶은가? 그렇다면 장을 바꿔보라고 강권하고 싶다.

가려움에 잠 못 이루는 고통
_아토피

아토피(atopy)는 만성적인 염증성 피부질환으로, 아토피피부염 (atopic dermatitis)을 줄여서 아토피라고 부른다. 아토피의 어원은 그리스어 atopos(기묘한)이며 기묘한 병(strange disease)이라는 의미를 담고 있을 만큼 치료가 매우 힘든 질환이다.

아토피의 발생 기전이나 원인은 아직 확실히 밝혀지지 않았지만, 소아 환자의 약 30%에서 음식물 알레르기가 그 원인의 하나로 알려져 있고, 집먼지진드기나 꽃가루 같은 크게 해롭지 않은 외부 항원에 과민 반응을 보이는 경우에 아토피가 잘 발병하는 것으로 본다.

즉 인체가 외부 원인물질에 과도한 면역반응을 보여서 오히려 인체에 해로운 영향을 미치는 것을 알레르기라고 하며, 이에 속한 질환으로 천식, 비염, 아토피 등이 있고, 이들을 자가면역질환이라고 한다

아토피 환자의 50% 이상이 생후 3개월에서 1년 이내에 발병한다. 30%는 1~5년 사이에 발병하는 사례가 대부분인데, 이렇게 영유아기에 발병률이 높은 반면 대부분 성인이 되면 자연적으로 증상이 호전된

다고 한다. 하지만 이 부분은 논란의 여지가 있다.

최근 성인 아토피 환자의 증가가 시사하는 바는, 아토피의 발병을 유전적 요인으로만 볼 수 없고, 면역이 채 형성되지 못한 영유아기의 전유물이 아니라는 사실을 입증하기 때문이다.

아토피를 앓고 있는 환자의 고통은 말로 다 표현할 수 없을 만큼 혹독하다. 환자는 말할 것도 없고 가족들의 아픔도 매우 커서 삶의 질을 바닥까지 떨어뜨린다. 그동안 많은 환자들과 함께하면서 아픔을 나누었고, 내 딸아이를 고통스럽게 만든 질환이기도 해서 더 가슴 아팠던 기억이 있다. 그래서 그동안의 연구 결과를 토대로 아토피 치료에 대안을 제시하고자 하는 마음이 크다.

재발하지 않는 완치의 목표는 달성할 수 없었으나, 치료 후 환자 스스로 생활습관을 관리하는 것만으로도 증상을 조절하고 제어할 수 있는 정도의 길은 확보했다. 결국 자가면역질환의 특성상 스스로의 관리가 얼마나 잘 이루어지느냐가 치료와 재발의 관건이 되고, 무엇보다 증상을 안정적으로 유지할 수 있을 만큼 면역의 정상화를 이루었을 때라야 비로소 가능해진다.

다시 말하면 식생활 관리만으로 증상이 자연스럽게 개선되고 재발을 억제할 수 있는 것이 아니라, 이미 발현된 면역이상으로 인한 증상은 적절한 치료와 철저한 식습관 관리까지 함께해야 한다.

알려진 것처럼 아토피를 완치할 수 있는 치료제가 현재까지는 없다. 건조한 피부에 보습제를 사용하고, 피부염 치료를 위한 부신피질 호르몬제, 가려움증으로 인한 고통을 조절해 주기 위해 적절한 항히스타민제를 사용하는 것이 현재 할 수 있는 병원 치료의 전부라고 할 수 있다. 그에 덧붙여 인스턴트 음식이나 스트레스, 알레르기 유발원에 대한 노출을 최소화하라고 권한다. 그나마 원인물질로 지목된 것들에 대한 노출을 최소화해야 아토피피부염의 발현이 줄고, 그래야 면역억제제인 스테로이드나 항히스타민제를 적게 쓸 수 있다.

많은 학자들이 연구한 결과이기도 하지만 필자가 그동안의 임상을 통해 살펴봐도 아토피의 치료는 장 환경 개선을 통한 면역 안정화를 이루면서, 동시에 인체의 해독과정을 정상화시켜 염증의 원인물질을 제거하는 것이 가장 빠른 치료 방법이었다.

물론 완벽한 방법은 되지 못한다. 하지만 적은 노력과 비교적 쉬운 방법으로 그동안의 치료법의 치료율과 비등하거나 오히려 나은 결과를 만들 수 있었다. 그럼 어떻게 아토피를 치료할 수 있었는지 살펴보자.

첫 번째, 장 환경 개선과 관계 깊은 프로바이오틱스(probiotics)이다. 정보가 넘치는 시대라 프로바이오틱스를 모르는 사람이 거의 없다. 프로바이오틱스는 대부분 가장 흔한 병원균이 사용하는 젖산균을 가지고 있으면서 잠재적으로 우리 인체에 도움을 주는 균주 또는 효모를 포함한 식이 보충제를 말한다. 프로바이오틱스의 가장 흔한 형태는 발효된 유제품과 프로바이오틱스가 강화된 유산균 제제들이다. 김치 등의 젖산균도 프로바이오틱스의 건강 효과와 유사한 작용을 한다.

그러나 정말 중요한 것은 몇 억, 몇 십억 마리의 균을 섭취했느냐가 중요한 것이 아니라는 사실이다. 역설적으로 아토피를 포함한 자가면역질환 환자 중 프로바이오틱스가 강화된 유산균 제제를 안 먹어본 사람이 거의 없다. 그렇다고 질환이 드라마틱하게 사라지거나 재발을 안 하는 것도 아니다. 그런데 왜 프로바이오틱스가 중요하다고 말하는가?

위에서도 언급한 것처럼 장내 유익균이 면역의 정상화에 얼마나 막

대한 영향을 끼치는지 많은 연구를 통해 이미 밝혀져 있다. 그러나 장 환경 개선은 많은 양의 프로바이오틱스 보충이 관건이 아니다. 짧은 생을 살면서 후대에 좋은 정보를 남겨주는 균들의 특성을 고려할 때, 유익균주가 활발하게 활동해서 유해한 균들이 억제될 수 있는 여건을 만들어가는 것이 훨씬 중요하다.

그래서 균들의 먹이가 되는 좋은 음식들, 예를 들어 유익균의 안식처가 돼줄 섬유질이 풍부한 음식을 섭취하거나, 효모나 유익균이 풍부한 김치, 된장 같은 발효음식을 충분히 먹고, 가공식품이나 육류의 섭취를 최소화하는 노력이 무엇보다 우선해야 한다.

여기 커다란 저수지가 있다. 이렇게 커다란 저수지도 상류에서 내려오는 개울물이 모이고 모여서 만들어진다. 상류의 깨끗한 개울물은 저수지의 수질을 개선하는 데 긴요하게 쓰일 새 물이 되며, 줄어드는 저수지의 물을 보충해주는 젖줄이 된다. 그런데 갑자기 하수관을 통해 오염원이 저수지로 들어온다고 가정해보라. 상류의 깨끗한 물이 더 흘러 들어와도 오염을 정화시키기에는 역부족일 것이다.

저수지의 물을 깨끗하게 유지하는 방법은 사실 간단하다. 유입되는 오염원을 제거하면 자연스럽게 저수지는 정화시스템을 통해 처음 상태처럼 깨끗해진다. 우리 몸의 장 환경도 저수지와 비슷하다. 저수지의 고인 물이 유익균이라 할 수 있고, 상류에서 유입된 새 물이 프로바이오틱스의 기능에 도움이 될 음식들이다.

하수관을 통해 들어오는 오염수는 우리 입으로 들어오는 나쁜 음식들이다.

사실 어떤 음식이 오염원이 될지 알고 조절하는 것은 쉽지 않다. 어떤 습관이든 한번 길들여지면 여간해서 바꾸기 어려우니 말이다. 그렇게 노력해서 오염원을 최소화해주면, 새로이 보충되는 유익균주들과 저수지의 수초 같은 발효음식이나 섬유질이 풍부한 음식들이 정화시스템이 되어 장 환경을 개선하고 유지하는 데 전력을 다해줄 것이다.

두 번째로 인체의 해독과정을 정상화시키는 방법에 대해 살펴보자. 위에서 말한 하수관을 통해 들어오는 오염원을 막는 방법의 연장선으로 봐도 된다. 독소가 될 수 있는 음식이 우리 몸으로 들어오려면, 입으로 들어와서 장에서 흡수되는 과정을 통해 가능해진다. 사실 흡수하지 못하면 몸으로 들어왔다고 할 수 없다.

그래서 똘똘한 우리 몸의 장 세포들은 좋은 것과 나쁜 것을 구별해서 들여보낼 줄 안다. 물론 장 세포가 건강하고 정상적일 때라야 가능하다. 생활하수를 버리면 정해진 관로를 통해 모인 후 정화기를 통해 오물은 처리장으로, 정화된 물은 강으로 흘러가는 것처럼 우리 몸도 같은 방법을 활용한다. 장으로 들어온 음식물을 분해해서 깨끗하고 좋은 양분은 장간순환을 통해 간(肝)으로 보내 저장하고, 나쁜 찌꺼기는 한데 모여 변(便)으로 나가는 시스템이 그것이다.

그러나 장의 일차적인 오염원 처리장치인 뮤신(mucin)이라는 장점막이 손상되면 장 세포에 직접적인 손상이 가해진다. 이 과정이 지속되면 결국 장세포가 파괴된다. 손상된 세포가 독소를 제거하지 못하면, 독소와 병원균이 혈관 내로 침투한다. 물론 이때 정상적인 방어 시스템인 면역계가 발동해서 제거할 수 있다.

그러나 자가면역질환 환자라면 한 가지 문제가 남는다. 혈관으로 숨어든 독소나 병원균이 5개라고 가정하면 면역계는 대략 10개의 병력을 보내서 위험요소를 제거하면 된다. 그런데 자가면역질환 환자의 면역계는 적군이 5명인데도 불구하고 500명의 대규모 병력을 투입해서 문제를 해결하려고 한다. 소총으로 제압할 수 있는 적에게 대포를 쏴서 제압을 시도하는 격이다.

소총은 적을 향해 정확히 날아가서 처리하지만, 대포를 쏘면 적군뿐만 아니라 아군까지도 위험에 빠질 수 있다. 결국 국력의 낭비를 초래하며, 우리 몸에서는 염증 상태로 표현된다.

그러므로 일차적인 방어막인 장 점막을 정상화해서 장 세포의 손상을 최소화하는 것이 선행돼야 한다. 장 점막의 회복을 통해 장 세포의 회복이 빨라지면 우리 몸의 면역계를 발동시킬 상황을 최소화할 수 있어 악순환의 고리를 끊을 수 있다.

장 점막의 회복을 위한 방법도 장을 통해 들어온 음식으로 가능하다. 장을 통해 단백질인 콜라겐과 아연(Zn), 유황(S), 마그네슘(Mg) 같은 미네랄만 충분히 흡수된다면 점막을 회복시킬 수 있는 준비로 충분하다.

이런 재료들은 음식을 통해 얻을 수 있는데 콜라겐은 북어나 멸치 같은 생선에 많고, 아연은 해조류나 조개류, 유황은 마늘, 양파, 파, 무, 양배추에 많다. 마그네슘은 엽록소가 풍부한 채소나 과일에 많다.

속풀이 북어해장국을 끓일 때 북어를 비롯해 콩나물, 무, 파, 마늘, 계란이 들어가기도 한다. 뮤신 회복을 위한 콜라겐과 아연, 유황 같은 필수 미네랄이 풍부한 식재료가 들어간 것이다. 유황은 과음으로 인한 위 점막, 장 점막의 손상 치유에도 효과가 있으니, 탁월한 음식처방이라 할 수 있다.

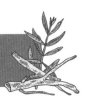

34개월 남자아이의 아토피 치료 사례

이 아이는 1년 전에 처음으로 발병해서 치료와 재발을 반복하고 있다.

사진에서 보는 것처럼 다른 곳보다 얼굴에 염증이 심하게 올라왔다. 사실 소아기 아토피는 후기로 갈수록 피부 병변이 얼굴보다는 팔오금, 목같이 접히는 부위의 침범이 뚜렷해지며, 건조한 형태로 나타나는 경우가 많다.

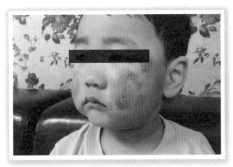

• 치료 첫날 •

오랫동안 긁어 피부가 두껍게 보이는 현상이 뚜렷하게 나타나며, 목 같은 접히는 부위뿐 아니라 얼굴이나 손에도 흔히 침범하는 증상은 오히려 사춘기나 성인기 때 볼 수 있는데, 비교적 먹는 것도 문제 없이 잘 조절하고, 스테로이드 연고나 항히스타민 제제도 제한적으로 잘 쓰는 어린아이의 얼굴에 나타난 증상이라 적잖이 당혹스러웠다.

상담할 때도 내내 보채며 손이 얼굴에서 떨어질 기미가 안 보일 만큼 힘겨워했다. 낮보다 밤에 가려움이 심해지는 아토피의 특성상 아이가 정상적으로 잠을 자기는 힘들었을 터라, 아이뿐만 아니라 부모도 얼마나 힘든 시간을 보내고 있을지 짐작하고도 남았다.

치료는 신체의 온도를 정상화시키는 방법부터 시작했다. 아토피 피부염은 피부나 얼굴, 머리 쪽으로 많은 열이 발생하는데 상대적으로 장 부위인 아랫배 쪽은 차가워지기 쉽다. 그래서 상열(上熱)을 내리고 하냉(下冷)을 치료할 약제처방으로 백초시럽을 활용했다. 백초시럽을 구성하는 한약제는 몸에 편재된 열을 조절해주는 특성과 함께 하복부의 냉기를 물러가게 하는 효능이 있는 처방이다.

청열제(淸熱劑)의 대부분은 맛이 매우 써서 먹기가 곤란한 단점이 있는데, 백초시럽은 이 아이처럼 어리지만 반드시 먹어야 할 상황에 적절히 활용할 수 있는 한방제제다.

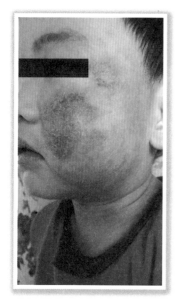
• 치료 3일 경과 •

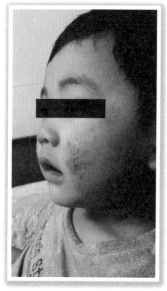
• 치료 30일 경과 •

바르는 스테로이드나 항히스타민제를 줄이면서 치료를 시작하였는데, 짧은 기간이 지나면 사진에서 보이는 것처럼 오히려 증상이 더 심해지는 것처럼 보이기도 한다. 이는 그동안 강제로 억제했던 면역을 풀면서 반발력이 나와서 그렇다. 마치 튜브를 수면 아래로 힘껏 누르고 있다가 손을 놓았을 때 튜브가 수면 위에서 멈추지 않고 수면 위로 더 튀어 오르는 원리와 비슷하다. 면역억제제를 썼던 환자들이 약을 조절하면 흔히 나타난다.

열을 조절하는 약초처방과 함께 음식을 이용한 식생활 치료를 겸하였는데, 가장 먼저 1차 방어선인 장 점막 회복을 위해 다시마 육수를 내서 미역국을 끓여 먹게 했다. 콜라겐 생성을 위한 최적 조건을 미역국으로 완성시킨 것이다.

두 번째로 활용한 장 환경 개선은 그동안 먹었던 유산균 제제는 그대로 쓰면서 조청을 활용해 만들었다. 바나나와 조청을 활용해서 만든 간식이라 일단 아이들이 거부감 없이 잘 먹는다. 그동안 먹었던 유산균은 그대로 복용하면서 유익균이 좋아하는 바나나의 섬유질인 올리고당을 활용하고, 조청에 들어 있는 효모균과 주재료인 엿기름의 소화기를 따뜻하게 하는 효과까지 얻을 수 있다.

이것만으로도 아토피 피부염을 호전시킬 수 있다는 것을 사진을 통해 확인할 수 있다.

특별한 음식 조절은 하지 않아도 될 만큼 그동안 부모님이 잘해주셨다. 아이에게 좋은 음식에 대해 이미 많은 정보를 숙지하고 있었다. 한층 밝아진 아이의 웃는 모습을 사진으로 담아 보낸 마음이 고마웠다.

이번 사례를 통해 한 번 더 강조하고 싶은 것은 특정 약초처방만으로는 만족할 효과를 얻기가 어렵다는 것이다. 음식재료를 통한 장 환경 개선을 함께 해 면역의 정상화를 이룰 수 있다면 어떤 치료보다 안전하고 좋은 결과를 얻을 수 있다고 확신한다.

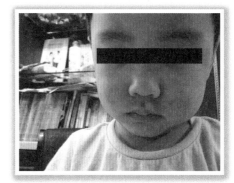

• 치료 50일 경과 •

다시마 육수 만들기

재료
다시마 4장, 육수용 멸치 100g, 통북어(머리, 껍질포함) 1마리, 바지락, 무, 양파, 마늘 적당량

만들기
물 3L에 준비한 재료를 넣고 한소끔 끓인 후 약불로 2L 정도 될 때까지 졸인다. 식혀서 국물요리의 육수로 활용한다.
미역국, 된장국, 김치찌개 등 모든 국물요리에 활용할 수 있다.

바나나 조청 간식 만들기

재료
바나나 1개, 조청 4큰술, 물 2컵

만들기
바나나 껍질을 제거하고 10분 정도 끓인 후 식혀서 조청을 넣고 믹서로 갈아준다.
하루에 여러 번 간식처럼 먹으면 된다. 매우 간단하면서 효과 좋은 약식이다.

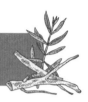

15세 여중생의 아토피 치료 사례

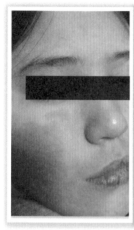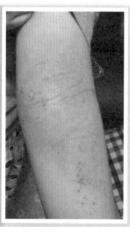

• 치료 첫날 •

여중생이 찾아왔다. 어렸을 때부터 팔 접히는 부위를 비롯해 아토피가 약하게 발병했는데, 4년 전부터 얼굴에도 나타났다고 한다. 피부과를 다니면서 스테로이드와 항히스타민을 바르는 약과 먹는 약으로 처방받았고 증상이 호전되고 재발하기를 반복했다. 그런데 시간이 지날수록 예전처럼 약이 잘 듣지 않고 증상이 심해진다는 것이었다.

그동안의 병원 기록을 살펴보니 1년 전부터는 재발 기간이 짧아진 영향인지 약물의 세기도 훨씬 강해진 것을 확인할 수 있었다. 위 사진에서 보이는 것처럼 얼굴에 염증이 많고 몹시 가려워했다. 얼굴 피부의 이상 반응은 예민한 사춘기 학생에게 심리적 위축을 줄 수 있어 무척 안타까웠다.

치료가 반복되었지만 결과적으로는 더 악화된 상황이라 아이도 부모도 많이 지쳐 있었다. 그런 만큼 치료를 위해 생활습관 개선을 철저히 해줄 것을 당부했다. 아이도 부모도 흔쾌히 약속했고 치료 프로그램을 진행했다.

청소년기 아이들에게 과자, 인스턴트 음식, 탄산음료, 밀가루음식, 지방이 많은 육류를 못 먹게 하는 것은 쉽지 않다. 학교 급식에도 가려 먹을 음식이 있어서 조절에 어려움이 많다. 그래도 개학하면 도시락을 싸서 보내는 수고도 기꺼이 하겠다는 부모님과 아이의 각오가 있어서 잘해나갈 수 있으리라는 희망이 있었다.

치료 과정에서 생기는 반발작용에 대한 설명도 잊지 않았다. 그동안 억눌려 있던 독소가 피부로 투출되는 과정은 환자마다 다르며, 예측이 어려워 경과에 따라 다르다고 설명했다. 치료 시작 6~7일 후부터 반발작용이 나타났는데, 워낙 증상이 심하다 보니 미리 인지했어도 부모와 아이는 걱정이 많았다.

이대로라면 개학하고 학교 가기가 어려우니 다시 병원 치료로 전환하고 싶다고 했고, 선택은 보호자 몫이라고 답변했다. 다만 수년간 반복했던 치료를 통해 호전될 수 있겠냐고 반문했다. 치료에 대한 확신이 있었기에 조금 더 치료를 이어가기를 권했다.

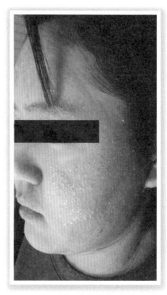

• 치료 7일 경과 •

시호청간탕 처방을 활용해 편재된 열을 제거하는 치료를 2주간 진행했다. 서서히 피부의 염증과 진물의 양이 줄어들었고, 2주 더 처방을 이어갔다.

열은 아래에서 위로 올라가는 힘이 훨씬 강한데, 인체의 열도 마찬가지다. 그래서 열을 내리는 치료를 할 때는 대소변을 통해 아래로 배출하는 방법과 함께 피부 밖으로 내보내는 치료를 한다. 이 환자도 치료 30일이 경과되면서 얼굴의 위쪽(머리, 이마)부터 점차 호전되었고, 그동안 정상 피부를 유지하던 목 부위에 붉게 열이 오르면서 각질이 생겼다. 목

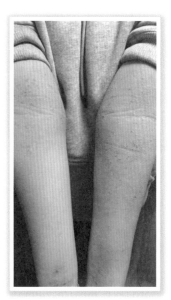

• 치료 30일 경과 •

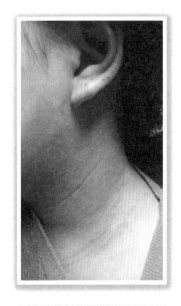

부위의 발적(發赤)은 열이 내려오면서 나타나는 현상이라 호전반응에 속한다.

사진에서 보듯 많이 호전되었다. 부모와 아이 모두 희망을 가지고 치료에 집중할 수 있어서 다행이었다.

다행히 새 학기 전에 많이 좋아져서 보호자와 함께 기뻐했던 기억이 난다. 이목구비가 뚜렷하고 예쁜 학생이었다. 이런 얼굴을 되찾을 수 있었던 가장 큰 힘은 잘못된 식습관을 좋은 식습관으로 바꾼 것에 있다고 판단한다. 약초처방의 도움도 큰 힘이 됐다는 것은 두말할 나위 없다.

한 번 더 생각해봐야 할 중요한 문제가 '잘못된 식습관'에 대한 개념이다. 나쁜 음식을 많이 먹었을 때가 문제이고, 조금씩 먹으면 큰 영향이 없다고 생각할 수 있는데, 이는 매우 위험한 생각이라는 점을 강조하고 싶다. 땅콩 알레르기가 있는 환자에게는 한 그릇의 땅콩이나 한 알의 땅콩이나 마찬가지이다. 결국 음식의 양보다 무엇을 먹느냐가 더 중요하다는 점을 잊지 말아야 한다.

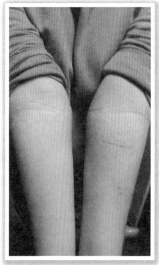

• 치료 50일 경과 •

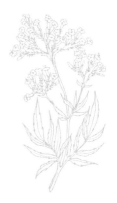

1 먼저 다시마육수를 활용한 국 종류를 매일 먹게 했다.

2 식사마다 된장, 미역, 간장, 식초를 활용한 음식을 먹게 했는데, 육류 대신 바지락을 국 요리에 빠짐없이 넣게 했다. 부족해진 체내 미네랄 중 아연(Zn) 보충이 필수였기 때문이다. 아연은 생리활성을 촉진시킬 때 쓰며, 피부 콜라겐을 재생시키는 데에도 매우 중요하다. 해조류에 많아서 미역이나 바지락을 활용한 식재료를 써서 자연흡수를 촉진시켰다.

3 조선간장과 양조간장을 반씩 섞어 양념장을 만들고, 구운 김에 밥을 싸서 찍어 먹게 했다. 이 또한 부족해진 미네랄을 보충하기 위한 식생활 치료법이다. 이렇게 만든 양념장을 두부와도 함께 먹게 했다. 두부는 성장기에 부족할 수 있는 단백질을 보충하는 데 훌륭한 식재료가 된다.

4 식초는 천연 감식초를 물 1L에 50~80cc 희석해서 매일 물처럼 마시게 했다. 구연산을 비롯한 유기산이 풍부한 천연 감식초는 장 환경개선을 촉진하고 체내 독소배출, 면역 증진에도 도움을 준다. 천연 감식초는 산도(酸度)가 아주 높지 않아서, 처음에는 약하게 희석해서 먹고 적응되면 농도를 높이면 된다. 또한 같은 양의 매실액이나 오미자액을 함께 섞어 복용하면 먹기도 좋고 효과도 증진된다.

○ 시호청간탕(柴胡淸肝湯) ○

약재

시호(柴胡), 황금(黃芩), 생지황(生地黃), 목단피(牡丹皮) 각 4g

승마(升麻) 3g,

황련(黃連), 치자(梔子) 각 2.5g

천궁(川芎) 2g

감초(甘草) 1.8g

(1첩 기준)

달이기

위 약재의 용량은 한 첩 기준이며, 하루 3회 복용을 기준으로 하면 두 첩이 하루 분량이다. 한 첩을 끓일 때 물은 200~300cc를 넣고 처음에는 강불로 한소끔 끓인 후 가장 약한 불로 뭉근히 달여서, 약물이 100~120cc 정도 되면 불을 끄고 적당히 식혀서 1회 분량으로 복용하면 된다.

이때 찌꺼기는 버리지 말고 보관했다가 두 번째 끓이고 난 후의 약재 찌꺼기와 함께 재탕해서 세 번째 복용할 약물을 만들면 된다. 재탕은 약물의 양이 많기 때문에 물도 두 배로 넣지만 용출된 약물은 앞서 복용했던 양(100~120cc)과 똑같이 하면 된다.

약을 달이는 용기는 강화유리나 뚝배기면 충분하고, 위에서 말한 물의 용량은 끓어서 증발하는 방식으로 만들 때 적용한 양이다. 한약을 달이는 자동기계는 물의 증발 없이 만들어지는 경우가 많으므로 해당 기구의 사용법을 따르면 된다.

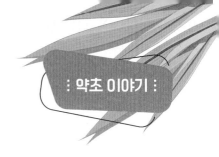

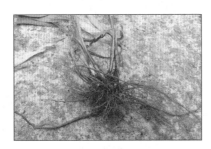

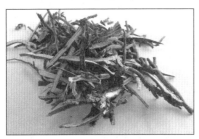

시호(柴胡)

승마와 함께 기를 올리는 약초이다.

특히 간의 기운이 뭉친 것을 푸는 작용이 뛰어나서 가슴이 답답하고 옆구리가 아픈 증상에 효과가 좋다.

풍(風)과 한(寒)의 나쁜 기운이 몸 안과 피부의 중간에 머물면서 오한(惡寒)과 발열(發熱)이 번갈아 일어나는 한열왕래(寒熱往來)의 증상을 치료하는 데 매우 중요한 약재이다.

온몸에 피어나는 붉은 꽃
_건선

건선(乾癬, psoriasis)은 붉은 반점과 비늘처럼 일어나는 피부각질(인설)을 동반한 발진이 머리, 팔다리, 엉덩이, 등, 배에 붉은 꽃처럼 피어나는 질환이다. 손발톱 무좀과 유사한 변형이 손발톱에 나타나기도 하며 관절염으로 발생하기도 한다. 수년간 큰 변화를 보이지 않을 수 있지만 스트레스가 많았거나, 감기를 앓고 난 후, 약을 과다복용한 후 전신에 작은 반점이 갑자기 번지는 경우도 있다.

원인은 아직 정확히 알려져 있지 않지만 면역체계의 이상으로 발생한다는 것이 정설이다. 또한 건선의 중요한 특징 중 하나는 가족력이다. 건선 환자의 가족 중에 건선이 있을 확률이 비환자보다 높다. 이는 유전적 영향이 있음을 의미한다.

여러 연구 결과를 종합해보면 유발 유전인자를 가진 사람이 스트레스, 피부외상, 심한 목감기 같은 환경적 인자를 만난 후 면역 시스템에 이상이 생겨 발생할 수 있다. 따라서 건선은 여러 가지 유전인자와 생활요인이 복합적으로 작용해서 발생한다.

건선은 알레르기성 질환이 아니라 면역성 질환이다. 따라서 특정 음식 때문에 생기지는 않는다. 다만 장 환경에 영향을 끼쳐 면역 이상을 초래할 수 있는 음식은 건선 악화의 요인이 된다.

건선에 대해 알려진 내용을 살펴보면 다른 피부질환과 큰 차이가 없어 보일지도 모른다. 그러나 건선 환자의 고충을 보면 표현할 수 없는 고통에 말문이 막힐 정도이다. 말이 좋아 꽃처럼 생겼다고 했지, 전신에 퍼진 붉은 반점 하나하나가 모기에 물린 가려움보다 수십 배 가렵다면 어떨지 상상해보라. 또한 온몸의 발적(發赤)을 하얗게 뒤덮은 인설은 걸을 때마다 비듬처럼 떨어진다. 사람들의 시선 때문에 대중목욕탕은 고사하고 여름에 반팔 옷조차 입을 수 없다.

어떤 질병이든 며칠, 몇 개월, 몇 년의 치료를 통해 호전될 수 있다는 믿음과 희망이 있으면 이겨낼 힘이 생긴다. 그러나 건선은 만성피부질환으로 아직은 완치될 수 없는 병으로 분류된다. 즉 다른 만성질환인 고혈압이나 당뇨처럼 평생 관리해야 한다는 뜻이다.

그래서 건선을 치료할 때 꼭 해주는 말이 있다. "완벽하게 낫게 해드릴 수는 없다. 그러나 시간은 벌 수 있다." 완벽히 치료할 수 있는 방법이 개발될 때까지 건강하게 살아갈 수 있는 시간은 벌 수 있다는 뜻이다.

건선은 생명에 치명적인 해를 끼치는 병이 아니다. 그러나 삶을 너무나 힘겹게 만드는 고약한 질병이다. 내 몸의 면역체계 이상으로 인해 건강한 세포를 공격해서 발생하는 자가면역질환이다. 자가면역질환을 치료·예방할 수 있는 필수조건은 계속 강조하듯이 건강한 장내 환경을 만드는 것이다.

그 방법들로 제시했던 것이 신선한 채소와 과일을 먹는 습관, 규칙적인 식사 습관, 가공식품을 멀리하는 습관, 유익미생물을 많이 담은 발효식품을 가까이 하는 습관, 스트레스를 멀리하고 해소하려는 습관, 항생제를 비롯한 약물의 섭취를 최소화하는 노력이다. 결국 건강한 장내 환경을 만드는 데 있어서 가장 효과적인 방법은 좋은 습관을 길들이는 것이다. 자가면역질환은 평생 관리하며 살아야 하는 질환이기 때문이다.

약을 평생 먹을 수 없는 노릇이다. 건강을 지키기 위해서는 내 몸 안에 함께 살고 있는 꼬마의사(유익미생물)들의 도움이 절실하다. 그러기 위해서는 좋은 식습관이 기본이다. 운명을 바꾸고 싶다면 장(腸)을 바꿔야 한다.

건선 환자의 특징을 보면 개인적으로 질환의 정도나 형태가 약간씩 달랐지만, 대부분 장 건강에 문제가 있다는 공통점이 있었다. 바쁜 일상으로 인한 스트레스와 불규칙한 식사, 약해진 체력 등 건선의 유발원이 될 수 있는 것들에 자주 노출돼 있었다. 살다 보면 스트레스가 일상이 되기 일쑤고, 식사를 인스턴트음식으로 해결하며 벅차게 열심히 살아간다. 술과 담배는 이미 뗄 수 없는 기호식품이다. 이런 모든 습관을 완전히 바꿔 새로운 습관으로 거듭난다는 것은 말처럼 쉽지 않다.

그래도 바꿔야 한다. 바꿔야 할 이유도 충분하다. 새로운 습관은 건강을 위해 기본적으로 해야 할 일이다. 건강은 자신의 책임이다. 그래서 바꿔야 하고 바꿔서 건강한 삶을 살아내야 한다. 바꾸면 건선에서 자유로워지고 건강하게 살 수 있다는 말이냐고 반문한다면, 나는 1초의 망설임 없이 답할 수 있다.

　그렇다! 바꾸면 당신의 삶이 바뀐다고 확신한다.

　두 가지 건선 치료 사례를 소개하며 어떻게 식습관을 바꿔가야 할지 자세히 알려주고자 한다. 미리 말해두고 싶은 것은 약초처방은 개인의 병변이나 체질에 따라 다를 수 있지만, 식습관이나 생활습관은 크게 다르지 않다는 것이다. 질병에 대한 우리 몸의 회복탄력성을 약초처방과 식습관 교정을 통해 정상적인 상태로만 올릴 수 있다면, 더 이상의 약초처방은 필요치 않다.

　약초처방은 회복의 균형을 찾을 수 있는 길을 안내할 것이고, 균형의 유지는 식습관 교정만으로도 충분하다. 그래서 나는 약이 균형의 의미를 찾을 때 비로소 약으로서 의미가 있다고 생각한다.

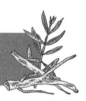

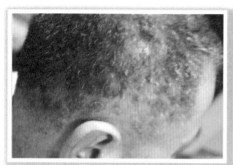 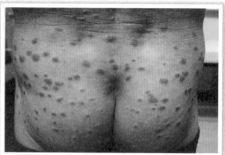

• 치료 첫날 •

이 환자는 7년 전 건선이 두피에 몇 개 나타나 병원치료를 시작했다. 그리고 환부가 점점 넓어지면서 2년이 채 되지 않아 거의 전신으로 퍼졌다. 매일 장시간의 운전으로 인해 육체 피로가 많이 쌓여 있었고, 운전의 특성상 스트레스 상황이 연속되었다고 한다. 졸음을 해소하기 위해 커피와 담배를 달고 살았다. 처음 두피에 건선이 발생했을 때는 심한 열감기로 며칠을 고생했고 그 후 붉게 변색된 곳이 생겨났다고 한다.

감기로 열이 심하게 나서 열꽃이 핀 줄 알았는데 며칠이 지나도 사라지기는커녕 점점 더 커졌다. 각질과 함께 가려움이 올라오기 시작해, 피부과에 내원해서 건선이라는 진단을 받고 치료를 시작했다. 초기에는 연고만 몇 번 발라도 호전 반응이 비교적 빨랐는데, 다 나은 줄 알았던 환부에 다시 건선이 올라왔고 수차례 재발을 반복하고 나서야 병원에서 건선은 완치할 수 없는 질환이고, 증상이 심해지면 지금처럼 호전시킬 약물요법 말고는 효과적인 치료 방법이 없다고 말해주더란다.

환자를 가장 힘들게 했던 증상은 저녁만 되면 심해지는 가려움과, 머리에서 수없이 떨어지는 하얀 각질로 인해 스스로 위축된 생활을 한다는 것이었다. 평소에 역류성위염이 있을 만큼 소화기 건강이 좋지 않아서 자주 위장약을 먹는데, 설상가상으로 피부까지 이러니 운전을 그만두고 공기 맑은 고향으로 내려가 혼자 살고 싶은 생각뿐이라고 했다.

대부분 건선 환자들처럼 재발과 호전을 반복하다 결국 전신으로 확산되었고 심한 가려움으로 힘든 상태였다. 일상생활이 어려울 만큼 증상이 나빠져서 하루라도 빨리 치료를 시작하면 좋겠다고 했다. 그러나 수년간 병원 치료를 해도 이 모양인데 한약이나 자연요법 치료로 가능하겠느냐는 불신을 보였고 쉽게 치료를 결정하지 못했다. 나는 호전이 되지 않으면 약값을 받지 않겠다는 약속을 했고, 대신 치료에 따른 요구사항을 철저히 지켜주기를 부탁하고 겨우 치료를 시작했다.

첫 번째로 나쁜 습관을 버리는 일부터 시작했다. 우선 믹스커피 줄이기였다. 운전할 때 수분 섭취를 자주 해야 하는데 강황(薑黃) 가루와 약간의 천연 감식초와 매실액을 함께 넣어 커피 대신 마시게 했다. 강황과 식초는 간의 지질대사에 많은 도움을 주며 소화기질환 개선과 함께 혈액을 맑게 한다. 또한 피로회복 효과가 있어서 커피 대용으로 좋다.
두 번째로는 저녁 식사를 가급적 이른 시간에 하되 탄수화물을 줄이고 두부와 채소 위주의 식사를 권했다. 처음에는 쉽지 않으므로 흰쌀에 콩과 현미를 50% 넣은 밥을 평소의 절반으로 줄여서 먹다가 이것도 줄여갈 것을 권했다. 몸의 회복을 위해서는 저녁 식사를 줄이고 소화효소의 소비를 최소화하면 활성효소가 디톡스를 할 수 있는 여건이 된다. 이른 저녁을 먹고 다음 날 아침 식사까지 약 12시간 동안 온전히 디톡스에 활용한다면 빠른 치료 효과를 얻을 수 있다.

특히 밀가루 음식인 면류나 빵은 소화관의 움직임을 줄이는 특성이 있어서 소화기에 오래 머무른다. 그러면 소화효소의 소비가 늘어나면서 면역체계에 이상이 있는 환자의 면역 민감도를 높일 수 있다. 그래서 철저히 금식할 것을 요구했다.

세 번째는 피부 재생을 위해 필요한 콜라겐의 흡수를 늘려줄 것을 당부했다. 콜라겐 육수를 만들어서 매일 국요리로 먹거나 그 자체로 따뜻하게 데워서 먹기를 권했다. 콜라겐의 흡수를 위해서는 아연과 유황 등 필수 미네랄을 함께 충분히 흡수해야 한다. 비타민C나 비타민B도 부족함 없이 섭취해야 한다. 비타민은 신선한 야채와 과일로 흡수하고, 비타민B는 거친 곡류 위주의 식사로 부족함 없이 채울 수 있다.

네 번째는 충분한 일광욕을 권했다. 비타민D는 피부면역의 안정화에 도움을 주며, 심신의 안정에도 큰 도움을 준다. 일광욕은 우울증과 스트레스 완화에 도움이 되며, 연중 따뜻한 지역에 살면 건선 증상이 호전된다.

쉬는 날이면 최대한 환부를 햇볕에 노출시켜서 일광욕을 하는 것이 가려움증 해소에 도움이 된다. 건선 치료에 반드시 동반되어야 할 습관 치료이다. 단 너무 과도한 일광욕은 피해야 한다. 환부의 앞뒤로 10분씩 20분으로 하루 2회 정도면 충분하다.

다섯 번째는 약초처방의 활용인데 증상에 따라 적절히 처방을 활용할 수 있다.

이 환자의 경우도 스테로이드와 항히스타민제 복용을 중단했고, 일주일 후부터 반발작용이 심하게 올라왔으나 치료 후 40여 일이 경과하고는 위쪽과 등 쪽부터 호전되는 것을 확인할 수 있었다.

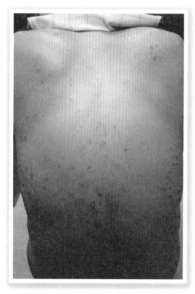

• 치료 40일 경과 •

건선의 특성으로 발적이 나타나기 쉬운 곳이 두피나 등, 팔꿈치 같은 접촉이 많은 부위인데, 열의 특성상 치료 시 위에서 아래, 뒤에서 앞쪽, 몸통에서 팔다리 순으로 치료되는 경과를 보였다. 시간이 지나면서 호전되었고 치료에 대한 환자의 믿음이 깊어졌다.

치료가 40일 정도 진행된 사진이다. 처음보다 좋아졌지만 피부가 깨끗하지는 않다. 그래도 가려움이 현저히 줄어서 잠을 잘 수 있게 되었다. 그것만으로 삶의 질이 훨씬 좋아졌다. 약초처방으로는 과도한 스트레스를 완화해줄 쌍화탕, 전신의 항진된 면역을 안정시켜줄 청열해독 처방인 시호청간탕을 활용했다.

처음 한 달간은 시호청간탕을 처방했고, 체온이 안정적으로 유지되면서 쌍화탕을 처방해서 부족해진 진액을 보충하면서 피로스트레스를 풀게 했다. 이렇게 3개월간 약초처방을 한 후에 식습관 교정 프로그램과 단일 제제의 소합원만 활용해서 상태를 유지했다.

임상으로 볼 때 약초처방을 더 활용하는 것이 좋으나 환자의 경제적 부담을 고려하고 식습관 교정 프로그램에 의해 정상 체중으로 감소하고 있어서, 소합원 단일 제제만 처방해 2개월 정도 경과를 관찰하기로 했다.

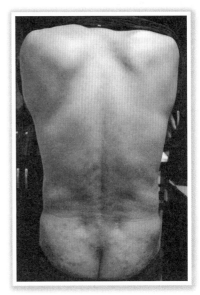

• 치료 3개월 경과 •

치료 사례에 활용한 식습관 프로그램

- 과도한 스트레스나 과로로 인한 증상이 많을 때 쓰는 약초처방 : 쌍화탕, 청간해울탕
- 환부에 열감이 많이 느껴지거나 가려움이 심할 때 쓰는 약초처방 : 시호청간탕
- 건선의 붉은 색소와 인설이 줄면서 환부에 검은 색소침착이 생겼을 때 쓰는 약초처방 : 생혈윤부탕, 형개연교탕
- 건선 치료의 호전된 경과와 변화된 식습관과 함께 장 건강을 유지시킬 때 활용하는 약초처방 : 소합원, 소체환(연라환)
- 변화된 증상에 따라 적절한 약초처방을 활용하고 식습관을 교정해가면 좋은 치료 결과를 얻을 수 있다.

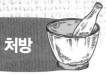

○ 식초 희석물 만들기 ○

재료

천연 감식초 30~40cc, 물 1L, 매실 농축액 약간, 강황가루 3~5g

만들기

식초는 천연 감식초를 사용했고 물 1L에 감식초 30~40cc부터 시작해서 최대 80cc까지 증량해서 먹으면 된다. 강황가루는 1L에 3~5g 정도 희석하면 되는데, 이때 매실 농축액이나 오미자 농축액을 약간 넣어 먹으면 신맛과 쓴맛이 덜해져서 훨씬 좋다.
단 당뇨병이 있는 환자는 매실 농축액과 오미자 농축액을 넣지 않고 사용한다. 식초와 마찬가지로 강황도 적응도에 따라 증량하면 좋다.

○ 콜라겐 육수(북어육수) 만들기 ○

재료

다시마 4장, 육수용 멸치 100g, 통북어(머리, 껍질 포함) 1마리
바지락, 무, 양파, 마늘 적당량

만들기

물 3L에 준비한 재료를 넣고 한소끔 끓인 후 가장 약한 불로 국물이 2L 정도 될 때까지 졸인다. 식혀서 국물요리 육수로 활용한다. 미역국, 된장국, 김치찌개 등 모든 국물요리에 활용할 기본 육수로 쓰인다.

김민철_박사의 약초치유

○ 쌍화탕(雙和湯) ○

약재

백작약(白芍藥) 8g

숙지황(熟地黃), 황기(黃芪), 당귀(當歸), 천궁(川芎) 각 4g

계지(桂枝), 감초(甘草) 각 3g

○ 시호청간탕(柴胡淸肝湯) ○

약재

시호(柴胡), 황금(黃芩), 생지황(生地黃), 목단피(牡丹皮) 각 4g

황련(黃連), 치자(梔子) 각 2.5g

승마(升麻) 3g, 천궁(川芎) 2g, 감초(甘草) 1.8g

○ 청간해울탕(淸肝解鬱湯) ○

약재

당귀(當歸), 백출(白朮) 각 5g

패모(貝母), 적복령(赤茯苓), 백작약(白芍藥), 숙지황(熟地黃), 치자(梔子) 각 4g

인삼(人蔘), 시호(柴胡), 목단피(牡丹皮), 진피(陳皮), 천궁(川芎), 감초(甘草) 각 3g

○ 형개연교탕(荊芥連翹湯) ○

약재

당귀(當歸), 작약(芍藥), 천궁(川芎), 숙지황(熟地黃), 황련(黃連), 황금(黃芩), 황
백(黃柏), 치자(梔子), 연교(連翹), 감초(甘草), 형개(荊芥), 방풍(防風), 박하(薄荷),
지각(枳殼) 각 2g

백지(白芷), 길경(桔梗), 시호(柴胡) 각 2.5g

○ 생혈윤부탕(生血潤膚湯) ○

약재

천문동(天門冬) 6g

생지황(生地黃), 숙지황(熟地黃), 맥문동(麥門冬), 당귀(當歸), 황기(黃芪) 각 5g

황금(黃芩), 과루인(瓜蔞仁), 도인(桃仁) 각 3g

승마(升麻), 홍화(紅花) 각 2g

김민철 박사의 약초치유

○ 소합원(소합향원) ○

한방제제이자 일반의약품으로, 정신을 안정시키며 해독작용을 하며, 비위의 기능을 정상화시키는 효과가 있다. 일체의 막힘을 소통시키고, 소화기에 적체된 한담(寒痰), 습열(濕熱)을 풀어서 소화기를 정상화시키는 작용을 한다.

달이기

위 약재들의 용량은 한 첩 기준이며, 하루 3회 복용을 기준으로 하면 두 첩이 하루 분량이다.

한 첩을 끓일 때 물은 200~300cc를 넣고 처음에는 강불로 한소끔 끓인 후 가장 약한 불로 뭉근히 달여서, 약물이 100~120cc가 되면 불을 끄고 적당히 식혀서 1회 분량으로 복용하면 된다.

이때 찌꺼기는 버리지 말고 보관했다가 두 번째 끓이고 난 후의 약재 찌꺼기와 함께 재탕해서 세 번째 복용할 약물을 만들면 된다. 재탕은 약물의 양이 많기 때문에 물도 두 배로 넣지만 용출된 약물은 앞서 복용했던 양(100~120cc)과 똑같이 하면 된다.

약을 달이는 용기는 강화유리나 뚝배기면 충분하고, 위에서 말한 물의 용량은 끓어서 증발하는 방식으로 만들 때 적용한 양이다. 한약을 달이는 자동기계는 물의 증발 없이 만들어지는 경우가 많으므로 해당 기구의 사용법을 따르면 된다.

생지황(生地黃)

신장을 보하고 혈액과 진액을 보충해주며 열을 내려주는 작용이 커서 여러 원인으로 인한 발열성 질환, 토혈, 코피, 목이 붓고 아픈 증상에 효과가 좋다.

생지황을 청주(淸酒)로 찌고 건조하기를 수회 반복해서 만든 약재가 숙지황이다. 생지황은 차가운 성질을, 숙지황은 따듯한 성질을 가진다.

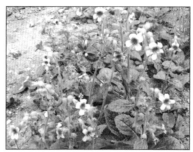

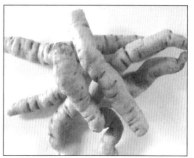

백지(白芷)

백지는 매운맛이 있어서 발산시키는 작용이 큰데, 풍사(風邪)를 몰아내는 작용이 있고, 따듯하고 건조한 성질이 있어서 습기를 없애는 효능이 있다. 또 향이 강한 방향성 약재로 막힌 것을 뚫어주어 통증을 감소시킨다.

주로 감기로 인한 두통, 치통, 코 막힘 등 얼굴이나 머리에 나타나는 증상을 개선하고, 피부의 염증과 가려움을 진정시키는 효과가 있다.

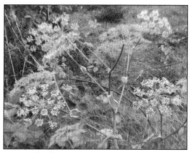

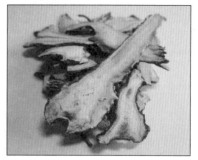

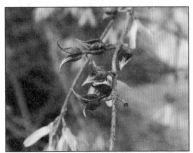

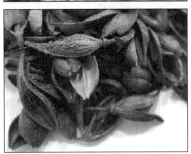

연교(連翹) – 개나리열매

해열작용이 있어서 감기치료에 효과가 있다.
급성 열병, 피부발진에 효과적으로 쓰인다. 항
균작용, 항염작용, 해열작용이 보고되었다.

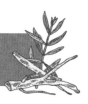

건선 병력 10년의 50대 여성 치료 사례

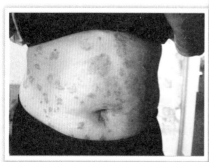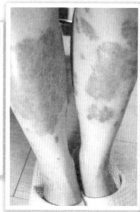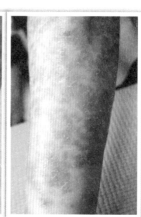

• 치료 첫날 •

이 환자는 10년 전에 발병한 건선 때문에 안 받아본 치료가 없을 만큼 많은 병원을 다녔다. 대구에서 2시간 걸려 찾아왔는데, 방송을 통해 건선 치료 사례를 접하고 이번이 마지막이라는 심정으로 왔다고 했다.

병변은 보이는 부위, 즉 얼굴과 손발을 제외한 전신에 퍼져 있었고, 가려움과 많은 각질이 떨어지는 증상으로 매우 힘들어 했다. 지금처럼 증상이 심해진 4년 전부터는 부부가 각방을 사용하고 있다는데, 배우자에 대한 미안함이 커서 나름의 배려를 한 것이리라.

병원 치료를 중단한 지 2년이 넘었고 현재는 얼굴로 올라오지 않기를 바라며 살고 있다며 눈물을 흘렸다. 내 판단으로는 회복 여건이 좋은 환자였고 금방 나아질 수 있으니 너무 상심 마시라는 위로를 드렸다.

사실 내 말이 환자에게 큰 위안이 되지 못할 것을 잘 안다. 만성질환으로 고생하는 환자 대부분

136

김민철 박사의 약초치유

이 그동안의 치료와 재발의 반복으로 심신이 지칠 대로 지쳐 있고는 한다. 치료를 확신하는 어떤 말도 쉽게 믿지 못하는데, 당연한 일이다. 그래도 환자가 할 수 있는 일과 치료자가 해줄 수 있는 일이 구분되어 있고, 자연치료를 통해 내 몸의 면역을 정상화시킬 수 있다는 말에 작은 희망을 가져 본다 하며 치료를 시작했다.

치료 여건이 좋다고 생각한 이유는 장 건강을 해치는 술과 인스턴트음식을 제한하고 있었고 스트레스 노출도 적은 편이었기 때문이다. 그래서 앞선 사례와 동일한 식생활 개선 프로그램을 동일하게 진행하면서 약초처방을 병행한 치료를 시작했다.

앞선 사례처럼 염증반응의 발적이 현저히 줄었고, 각질의 과형성과 가려움이 호전되었다. 특히 건선을 치료할 때 나타날 수 있는 색소침착도 호전되어서 재발 위험을 낮출 수 있었는데, 이때 활용한 약초처방이 시호청간탕과 형개연교탕이다.

시호청간탕을 6주간 처방해서 전신의 과면역반응을 진정시키는 데 중점을 두었다. 발적이 많이 줄면서부터는 환부에 색소가 침착되지 않도록 형개연교탕을 6주간 처방했다.

약 3개월의 치료로 피부의 전체적인 발적과 각질이 많이 호전되었으나 아직 부족한 부분을 조절하기 위해 생혈윤부탕을 6주간 처방해서 각질 재발을 억제하고, 부족해진 진액의 보충과 함께 피부의 탄력을 회복하는 치료로 마무리했다.

이 환자는 한여름에 치료를 시작했는데, 매달 버스를 타고 오기가 쉽지 않았을 것이다. 그래도 두 번째 왔을 때 환한 얼굴로 들어서면서 "선생님, 저 반팔 입고 왔습니다"라고 했다. 무더운 여름에 반팔을 입는 것은 일상이겠지만, 이 환자는 누릴 수 없는 일이었다. 아직 아물지 않은 상처쯤은 대수롭지 않다며 과감히 반팔을 입고 왔노라고 자랑했다.

피하고 싶어서 피하는 것이 아니라, 최소한의 배려를 위해 자신을 숨겨야 하는 병이 건선이다. 약 5개월의 치료를 마치고 나서, 다시 부부가 한 이불을 덮을 수 있게 해줘서 감사하다는 인사를 남편 분께 들었다.

치료는 혼자 할 수 있는 일이 아니다. 절반 이상은 환자의 노력이 있어야 가능하다. 무엇보다 병변의 재발 없이 건강을 유지할 수 있게 하기 위한 최선의 방법이 올바른 식습관 유지다. 내 몸

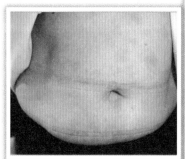
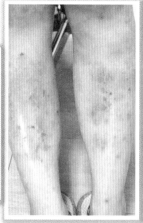
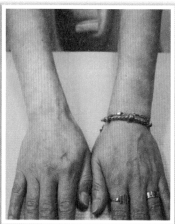

• 치료 3개월 2주 경과 •

을 지키기 위한 조언들을 따르며 잘못을 반복하지 않는 지혜가 꼭 필요하다. 아무리 좋고 적절한 약초처방을 활용한다 해도 생활습관의 문제를 개선하지 않고는 절대로 병의 호전을 기대할수 없다.

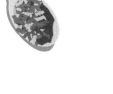

두 가지 살색의 아픔
_백반증

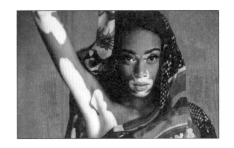

제71회 칸영화제의 레드카펫 위에서 뜨거운 관심을 받은 여성 모델이 있었다. 그녀는 미모만큼이나 독특한 외모 덕분에 더욱 유명세를 떨쳤는데, 그 주인공은 캐나다 출신의 패션모델 위니 할로우(사진, Winnie Harlow)이다.

그녀가 주목받은 이유는 흑인이지만 백반증을 앓고 있어서 얼굴을 비롯한 전신에 흰색의 얼룩이 있기 때문이다. 신체적 제약이 있지만 그녀는 "하나님께서 모든 인간에게 한 가지 피부색을 주셨는데 나에게는 두 가지 피부색을 주셨다"라고 말했다. 그렇게 모델로서 당당히 꿈을 키워갔고, 그런 모습에 많은 사람들이 박수와 환호로 응원했다.

고인이 된 팝의 황제 마이클 잭슨이 앓았던 질환이 같은 백반증이다. 처음에는 낯설기만 했던 피부질환이지만 유명인들이 당당히 자신의 아픔을 밝히면서 자연스럽게 쉽게 접할 수 있는 질환으로 알려졌다.

사실 백반증은 인구 100명당 1~2명이 앓을 만큼 흔한 질환이다.

우리 몸에는 자외선으로부터 피부를 보호하기 위해 만들어내는 검은색 색소가 있다. 이것을 '멜라닌'이라 부른다. 피부 멜라닌세포에서 검은색 색소인 멜라닌을 퍼뜨려놓으면 햇빛을 흡수해서 자외선에 의한 피부 손상을 막을 수 있다. 그런데 원인불명의 면역 이상으로 색소생성세포가 파괴되면서 멜라닌 색소가 생성되지 않아 피부색이 하얗게 변하는 증상을 백반증이라고 한다.

피부 흰 반점으로 알려졌고 피부가 눌리거나 상처가 생기면 증상이 악화될 수 있다. 피부 속 깊숙이 발병하면 파괴된 색소 부위에 흰 털이 나기도 한다.

백반은 건선과 아토피처럼 얼굴, 목, 팔과 같은 노출된 신체 부위에 발생하여 대인관계 및 사회생활에서 극심한 스트레스로 이어질 가능성이 높다. 또한 자가면역질환의 특성으로 인해 재발이 잘 되고 오랜 치료 기간이 요구된다. 하지만 건선이나 아토피처럼 통증이나 가려움을 동반하지 않기 때문에 치료에 대한 적극성이 떨어지는 것이 사실이다.

확실한 치료법이 없고, 장기간의 치료를 요하는 만큼 비용 부담도 무시할 수 없다. 다른 자가면역질환에 비해 특별히 고통스런 증상이 없어서 치료에 소극적이기도 하다. 그렇다고 질병의 고통에서 벗어나고 싶은 마음이 없어서 치료를 포기하는 것은 아닐 것이다. 부담 없는 치료를 통해 난치성질환을 치료할 수만 있다면, 초기부터 적극적인 치료를 시도했을 것이다.

두 가지 치료 사례를 통해 일상생활에서 할 수 있는 치료법을 공유하고, 건강한 삶을 위해 중요한 것이 무엇인지 살펴보려고 한다.

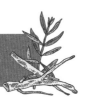

50대 여성의 백반증 치료 사례

환자는 두 아이를 출산하고 목과 등에 작은 흰색 반점이 생겼다. 수년째 별다른 변화 없이 건강히 잘 지내다가 어느 날 갑자기 흰색 반점이 동전 크기로 커진 것을 알았다고 한다. 백반증의 특성상 아무런 증상이 없어서 눈에 띄는 곳이 아니면 병변의 변화를 인지하기가 힘들다.

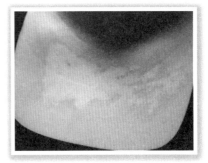

• 치료 첫날 •

등에서 시작된 병변을 방치할 수 없어서 병원에서 레이저치료를 비롯한 광선치료를 지속적으로 받았는데 호전되기보다 반점 부위가 점점 넓어져서 크기가 처음의 열 배에 이르렀다고 한다.

환자가 처음 상담 온 날도 전날 병원 치료를 받은 후였다. 환부에 약간 붉은 기운이 남아 있다며, 계속 치료를 받고 있지만 경과가 만족스럽지 못하다고 했다.

그동안의 경과를 살펴보니 약간의 알레르기를 가진 것 말고는 특이사항이 없었다.

처음 발병 때쯤 남편의 사업 실패로 적잖은 스트레스를 받았으나, 잘 극복해서 지금은 큰 문제가 없다고 했다. 식생활 문제로는 밀가루 음식을 무척 좋아해서 하루에 한 번 먹는다고 했다.

과도한 스트레스가 자가면역질환을 촉발시키는 화근이 되기도 하고, 밀가루 음식을 비롯한 인스턴트 음식이 알레르기를 악화시킬 수는 있다. 그러나 백반증이 발생한 결정적 계기라고 단정지을 수는 없다.

결국 복합적인 요인에 의해 발병한 것이라는 결론이 가장 적절할 듯싶다. 예를 들어 건초더미와 부싯돌이 있다고 아무 때나 불이 나는 것은 아니지 않겠는가? 적당한 습도, 알맞은 바람, 부싯돌의 충격 등 여건이 맞아야 발화가 된다. 마찬가지로 발병 요인이 상존한다고 해서 병이 나타나기보다, 발병의 여건이 맞아야 질병으로 발전하는 이치와 같다.

환자도 자가면역질환의 특성을 고려하여 식습관 교정을 가장 중요하게 생각하고 치료를 시작했다. 특히 병변의 위치가 피부라서 정상 피부세포의 재생과 더불어 확산 방지를 위한 콜라겐 합성과 흡수가 가장 중요한 관건이 된다. 그래서 콜라겐(북어육수) 육수를 만들어 자주 먹는 것이 식습관 교정에서 가장 중요하다.

초기 백반증 증상은 대부분 피부 표피층에 분포한다. 멜라닌 색소가 표피층의 가장 아래인 기저층에 있어서 손상된 기저세포가 각질층으로 올라오면서 백반 증상이 발현되기 때문이다. 그러므로 손상 상태는 표피층을 비롯한 진피층까지 확대해서 봐야 한다.

콜라겐 생합성을 촉진할 수 있는 여건이 조성된다면 진피층을 분화하는 피하지방조직을 건전하게 만들어서 정상 기저세포를 회복시킬 수 있는 동력을 얻을 수 있다. 피부세포가 피하지방조직에서 진피층을 거쳐 각질층으로 분화해서 각질을 형성하기까지 대략 3개월의 시간이 소요된다. 그래서 백반증의 치료도 3개월 정도 추적관찰이 필요하고, 치료의 유무를 확인할 수 있는 최소의 시간이 되기도 한다. 겉으로 보이는 피부의 색이 중요한 것이 아니라 색소를 담고 있는 내부 피부세포의 정상화를 이루는 것이 치료에서 가장 중요하다.

치료를 시작하고 5개월 된 사진이다.

환자가 개인적인 이유로 한 달 치료 후 2개월간 치료를 중단해야 했다. 그래도 꾸준히 콜라겐 육수를 만들어 먹는 노력을 했기 때문에 호전을 이어갈 수 있었다.

약재처방은 생혈윤부탕인데, 치료를 시작하고 3개월간 복용 후에는 식초물 요법과 콜라겐 육수를 활용한 식습관 교정만 유지하며 호전된 상태를 유지관리하고 있다.

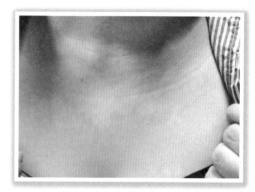

• 치료 5개월 경과 •

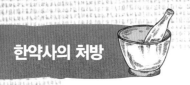

○ 생혈윤부탕(生血潤膚湯) ○

약재

천문동(天門冬) 6g

생지황(生地黃), 숙지황(熟地黃), 맥문동(麥門冬), 당귀(當歸), 황기(黃芪) 각 5g

황금(黃芩), 과루인(瓜蔞仁), 도인(桃仁) 각 3g

승마(升麻), 홍화(紅花) 각 2g

달이기

위 약재의 용량은 한 첩 기준이며, 하루 3회 복용을 기준으로 하면 두 첩이 하루 분량이다.

한 첩을 끓일 때 물은 200~300cc를 넣고 처음에는 강불로 한소끔 끓인 후 가장 약한 불로 뭉근히 달여서, 약물이 100~120cc가 되면 불을 끄고 적당히 식혀서 1회 분량으로 복용하면 된다.

이때 찌꺼기는 버리지 말고 보관했다가 두 번째 끓이고 난 후의 약재 찌꺼기와 함께 재탕해서 세 번째 복용할 약물을 만들면 된다. 재탕은 약물의 양이 많기 때문에 물도 두 배로 넣지만 용출된 약물은 앞서 복용했던 양(100~120cc)과 똑같이 하면 된다.

약을 달이는 용기는 강화유리나 뚝배기면 충분하고, 위에서 말한 물의 용량은 끓어서 증발하는 방식으로 만들 때 적용한 양이다. 한약을 달이는 자동기계는 물의 증발 없이 만들어지는 경우가 많으므로 해당 기구의 사용법을 따르면 된다.

천문동(天門冬)

천문동은 맥문동과 함께 폐의 진액을 보충해서 열을 내리는 약재로 많이 쓰인다. 폐에 열이 차면 진액이 마르는데 이때 간질거리며 기침이 나고 목이 아프다. 이런 증상을 개선하는 효능이 우수하다. 또한 점액질이 풍부하여 음이 허해서 생기는 소갈(당뇨), 변비에도 효과가 있다.

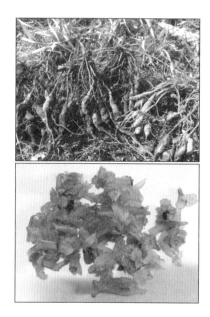

과루인(瓜蔞仁) – 하늘타리씨

차가운 성질과 진액을 보충하는 효능이 있어서, 담을 삭여 기침을 멈추게 하고, 대변을 잘 통하게 하여 변비 치료에 활용된다.

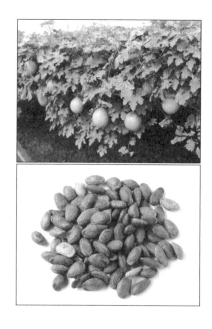

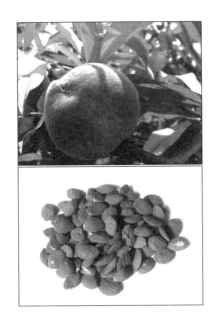

도인(桃仁) - 복숭아씨

혈액의 움직임을 활발하게 하며, 어혈을 풀어 생리불순, 생리통에 주로 쓰인다. 피부의 가려움, 건조를 개선하는 효과가 있으며, 기미나 주근깨의 색소를 밝게 해주어 외용제로 바르기도 한다.

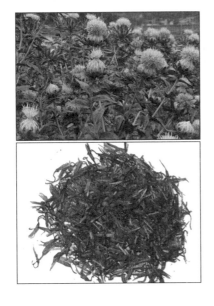

홍화(紅花)

어혈을 없애고 혈액순환을 촉진하는 요약이다. 어혈로 인한 생리불순과 생리통, 산후에 불순물이 안 나오는 증상, 삐거나 타박상의 치료에도 효과가 있다. 이 외에도 뼈를 강하게 하는 효능이 있어서 관절염, 요통, 골절, 산후조리, 뼈가 약한 증상을 개선하는 데 많이 활용한다.

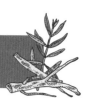

60대 중반 여성의 백반증 치료 사례

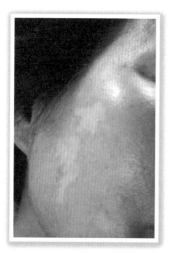

• 치료 첫날 •

60대 중반의 환자는 손자손녀들에게 꽃할머니라고 불린다. 연세에 비해 얼굴 주름이 적고 고운 모습 때문이다. 하지만 40대에 홀로되었고 혼자 힘으로 두 딸을 키운 어머니이다. 늘 바쁘게 일하며 가족을 돌보느라 정작 본인의 건강에는 관심을 가지지 못했다.

10년 전인 50대 중반에 햇볕에 많이 그을렸다는데 그 후부터 눈썹 주위와 양 볼에 흰색 반점이 생기더니 점점 커져서 지금 상태에 이르렀다고 한다. 처음에는 병이라는 생각을 못 하다가 부위가 넓어지는 것을 보고 병원을 찾았고 백반증 진단을 받았다. 그로부터 10여 년이 지난 지금도 더 심해지거나 나아지지 않은 상태라고 한다.

평생 남에게 피해를 주기 싫어했던 성격 때문에 다른 사람에게 아쉬운 소리를 하거나 동정받는 것이 그렇게 싫으셨단다. 그래서 남의 눈에 띌 새라 집이나 사업장에서도 항상 화장으로 환부를 가렸다. 가까운 몇 사람 말고는 환자의 얼굴에 백반이 있는 것을 모른다.
자녀들이 시집을 가고 이후 손주와 친정을 찾아올 때도 예외가 아니었다. 항상 단정히 화장을 하고 아이들과 사위를 맞은 덕에 손주들이 우리 할머니가 꽃처럼 예쁘다며 꽃할머니라는 애칭으로 부른다고 자랑 삼아 말씀하셨다.

평소 생활을 살펴봐도 백반이 생길 특별한 원인이 없다. 단지 홀로 두 아이를 키운 가장의 무게

146

가 컸을 것이고, 과도한 스트레스 말고는 딱히 원인을 찾을 수 없었다. 치료 경과는 한두 달 진행해봐야 알 수 있다고 그대로 말씀드렸고, 환자도 10년이 넘은 병력 때문에 그 정도는 감수하고 하라는 대로 하겠다고 했다. 다행히 환부가 깊지 않은 표피층 말단 정도에 있어서 4주 정도 치료하고 효과를 보이기 시작했다. 체모의 변색이 없었던 것으로 미루어 진피층 상층부 정도의 손상으로 예측했다.

3개월 동안 콜라겐 육수를 만들어 꾸준히 먹으면서 약초처방으로는 가미소요산과 생혈윤부탕을 활용해서 심신에 쌓인 스트레스와 그로 인해 부족해진 진액을 보충하게 했다. 생활습관은 교정이 필요할 만큼 부적절한 것이 없었다.

다만 햇빛 때문에 백반이 생겼다고 막연히 생각했고, 햇빛을 무척 경계해서 여름에도 얇은 긴팔을 입는다고 했다. 그래서 매일 한 시간 정도의 가벼운 걷기운동으로 스트레스를 풀고 기분전환을 하라고 당부했다. 걷기운동을 통해 자연스럽게 햇빛 보는 시간을 최소 20분은 유지할 수 있고, 이것만으로도 피부건강에 필요한 에너지를 충분히 보충할 수 있다. 또한 운동과 햇빛을 통해 체내 생성이 높아지는 비타민D와 세로토닌은 스트레스 경감과 숙면에 관여하기 때문에 반드시 필요하다.

대략 3개월 치료를 진행했고 환부가 본래의 피부색으로 돌아왔다. 환자 못지않게 치료자로서 무척 기분이 좋았다. 긴 세월이 흘러서 자포자기의 심정이었는데, 이렇게 호전되니 너무 만족스럽다며 연신 감사를 전했다.

앞서 말한 대로 일부 면역이상으로 인한 질환을 살펴보면서 느낀 점이 있다. 원인 모를 질병이라도 최소한 스스로의 삶을 돌아보고 잘못된 부분은 없는지 살피는 것이 중요하다. 작은 변화와 꾸준한 실천이 질병을 이기는 데 큰 힘이 된다. 여러 사례들을 통해 확인하고 또 확인할 수 있다. 할 수 있다는 믿음만 있다면 그것이 치료의 시작이 될 수 있으니 절대 용기를 잃지 말자.

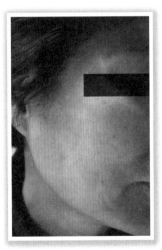

• 치료 2개월 경과 •

○ 콜라겐 육수(북어육수) 만들기 ○

재료

다시마 4장, 육수용 멸치 100g, 통북어(머리, 껍질 포함) 1마리

바지락, 무, 양파, 마늘 적당량

달이기

물 3L에 준비한 재료를 넣고 한소끔 끓인 후 가장 약한 불로 국물이 2L 정도 될 때까지 졸인다. 식혀서 국물요리 육수로 활용한다. 미역국, 된장국, 김치찌개 등 모든 국물요리에 활용할 기본 육수로 쓰인다.

▶ 130쪽 콜라겐 육수 만들기와 동일하지만 독자들의 편리한 활용을 위해 실음

○ 가미소요산(加味逍遙散) ○

약재

당귀(當歸), 복령(茯苓), 백출(白朮), 시호(柴胡) 각 30g

감초(甘草) 15g, 건강(乾薑) 6g

목단피(牡丹皮), 치자(梔子) 각 12g

달이기

준비물 약탕기(약주전자), 가미소요산 재료(10첩 분량), 물 6L

1. 약재를 잘 세척하여 준비한다.

2. 약탕기에 약재를 넣고 4L 물을 넣고 2L가 될 때까지 끓인다. (끓기 전까지 센 불, 끓고 나서는 약불로 뭉근히)

3. 1차로 달인 물을 따라낸 후 다시 2L 물을 넣고 1L가 될 때까지 달인다.

4. 1차 물과 2차 물을 섞어서 한 번 끓인 뒤 음용한다.

   − 하루 2~3회 복용. 개인별 체질에 따른 주의사항 확인.

다이어트 _ 비워야 아름다워진다

연꽃을 깨끗한 마음에 비유하고는 한다. 더러운 개울물에 뿌리를 내린 연근은 물을 정화해서 기어이 맑고 고운 꽃을 피운다. 우리의 마음이 그래야 한다는 표본으로 삼기에 맞춤이다.

연이 주는 또 하나의 가르침은 스스로 감당할 수 있는 만큼만 담는다는 것이다. 우산처럼 커다란 연잎이 팔월의 비바람에 굳건히 자리를 지키며 피워낸 예쁜 연꽃은 담을 수 있는 무게만 담다가 내려놓기를 반복해서 가능했다. 포기하지 않고 끊임없이 흔들릴 수 있어서 부러지지 않고 예쁜 꽃을 피울 수 있었다.

다이어트란 무거워진 몸을 가볍게 만드는 것이다. 몸의 무게만큼 마음도 가볍게 만들어야 비로소 온전한 다이어트라고 할 수 있다. 결국 다이어트란 '내려놓음'이란 의미와 같아야 한다는 것을, 곱게 핀 연꽃을 보며 다시 한 번 생각한다.

비만은 과도한 영양섭취로 인해 체내 지방이 많이 쌓여서 대사이상을 초래하는 것이다. 그런데 비만을 정의할 때는 먹는 음식의 양뿐 아니라, 영양 불균형과 함께 감정의 불균형도 언급해야 한다. 예를 들면 과도한 스트레스가 폭식과 폭음을 부추긴다. 이런 환경이 지속되면 가슴이 답답하고, 감정기복이 심해지며, 폭식과 불면증이 늘고 이에 따른 영양불균형은 과체중과 신경성 질환으로 발전한다.

또한 우리 몸은 과로와 스트레스로 기운이 부족해지고 마음의 안정이 어려울 때, 몸이 붓는 부종이 잘 나타난다. 몸의 기력이 극도로 저하되거나 피로물질이 너무 많이 쌓이면 신진대사가 정상적으로 이루어질 수 없어 노폐물이 체내에 축적되는 부종이 되는 것이다. 마치 물을 머금은 솜처럼 되는데, 무거워진 솜을 가볍게 하려면 털거나 짜야 한다. 이렇게 움직이는 과정을 기운이라고 할 수 있다.

하지만 부종은 단순히 수분만 쌓인 것이 아니다. 수분대사에는 혈액과 림프액의 순환도 포함되며 이미 전신의 진액이 제대로 순환되지 못해서 노폐물이 가득한 상태라고 봐도 무방하다. 혈액순환과 림프순환 그리고 체액순환의 문제까지 모두 부종으로 봐야 한다는 뜻이다. 부종은 심신이 지쳤을 때 가장 쉽게 일어나며, 체내독소로서 원활한 대사를 방해해서 질병을 유발하거나 비만증을 악화시키는 요인이 된다. 물만 먹어도 살이 찐다는 분들이라면 지금 이 상태가 나를 두고 한 말이라고 생각할지도 모르겠다.

현대 의학에서는 비만을 엄연한 질병으로 분류한다. 비만이 특별한 증상을 나타내지는 않지만 대사이상을 초래해서 고혈당증(당뇨병)과 고지혈증 발생 가능성을 높인다. 그리고 면역이상을 일으키는 원인과, 염증성질환을 악화시키는 요인으로도 지목된다. 또한 성기능 장애와 담석증, 심혈관계 질환의 발병 위험을 높이는 원인이 된다. 일부의 경우 암 발생과도 연관 있다고 한다. 다이어트는 비만에 대한 치료법이다. 섭식조절을 통해 체내에 축적된 지방세포를 정상화시키는 것이며, 위에서 언급했듯이 과도한 영양섭취에 대한 조절 못지않게, 심신안정을 위한 '마음 비우기'도 반드시 병행해야 한다.

그러나 육체적 무거움을 개선하려는 노력과 방법들에 비해, 마음이 무거워진 것을 덜어내기 위한 필요성은 간과되기 쉽다. 심리적 회복은 약물에 의한 증상 개선이 우선이 아니다. 근본적으로 무거워진 마음을 덜거나 내려놓을 수 있는 상태로 되돌려야 한다. 필요에 따라 약물의 도움도 받을 수 있지만, 무거워진 마음을 인식하고 내려놓으려는 의지가 더 중요하다.
사실 비만의 치료법인 음식을 내려놓는 것은 마음을 내려놓는 것에 비하면 쉽다. 눈에 보이는 적보다는 보이지 않는 적이 더 무섭다고 하지 않는가? 우리가 스트레스 환경에 노출되어 있으면서도 의식하지 못하며 사는 것이 증거이다.

보이는 원인인 음식은 편향된 섭취에서 벗어나 영양의 균형을 생각해야 한다. 과도한 음식섭취는 그로 인한 대사에도 많은 에너지를 소비한다. 섭식을 줄이는 식습관 개선은 에너지 소비를 줄임과 동시에, 만들어진 후 대사되지 못한 노폐물을 배출하는 디톡스 환경에도 매우 중요하다.

무턱대고 굶거나, 특정 영양소를 배제하고 먹는 식습관은 다이어트에 효과적이지 못하며 몸에 악영향을 초래할 수 있다. 평생 굶거나 탄수화물 없이 과일과 단백질만 먹고 살 수 있겠는가? 식습관 개선은 쉬우면서도 합리적이어야 한다. 그것이 가장 중요하다.

이번에는 보이지 않는 원인인 마음의 균형에 대해 알아보자.

대표적인 마음 독소인 화와 우울한 감정을 순화시켜서, 우리 몸이 받아들이기 좋은 감정으로 바꾸어야 한다. 어지러운 마음을 평온하게 할 수 있는 가장 빠른 방법은 감사하는 마음과, 용서하는 마음, 사랑하는 마음을 키우는 것이다. 이런 감정의 순화가 말처럼 쉽지는 않아서 많은 노력과 시행착오를 겪어야 한다. 감정은 항상 대상이 있기 마련이라 독소가 될 감정들은 갈등과 반목을 키우며 그 세력을 확장해가는 특성을 보인다.

그래서 감정을 순화시킬 수 있는 마음 다이어트, 마음 비우기가 필요하고 마음 습관화를 위해 기도나 명상의 방법을 활용한다. 자신 스스로가 대상이 되어 그간 견디며 지켜온 자신에게 고마움과 미안함을 표하면 된다. 자신을 사랑해야 가능한 일이며, 자존감을 회복시키는 큰 힘이 된다.

욕심에 얽매이지 않아야 내려놓기가 가능하다. 이것은 몸도 마음도 한 치의 틀림이 없다. 몸도 마음도 비움의 의미를 담은 내려놓기가 가능해질 때 비로소 온전히 가벼워지는 다이어트가 가능하다는 말을 전하고 싶다.

스트레스로 인한 폭식과 전신 부종을 치료한 20대 여성의 다이어트 사례

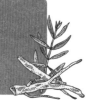

대학을 졸업하고 2년간 준비를 거쳐 취업에 성공했고, 1년간 직장생활을 해온 평범한 28세 여성 환자가 찾아왔다. 하지만 증상은 평범한 20대의 것이 아니었다. 어쩌면 이 시대의 청년들에게는 평범한 경우일 수 있겠다는 생각이 들어 마음이 아팠다. 공무원 시험 준비를 위해 대학 3학년부터 꼬박 4년간 노력했다고 한다. 적성이나 전공은 아무런 고려 대상이 되지 못했고 오직 취업이라는 목적에만 매달렸다고 한다.

긴 시간의 준비 끝에 고대하던 첫 출근이 시작되었다. 하지만 사회생활에는 적응해야 할 많은 과제가 있었다. 가장 큰 어려움은 생소한 업무에 대한 스트레스였다는데, 처음 몇 개월은 적응이 덜 돼서 그러려니 했다. 그러다 시간이 갈수록 힘든 것은 둘째치고 몸의 이상까지 느껴졌다. 2년간 조금씩 체중이 늘더니 최근에는 12kg까지 늘었다고 한다. 식습관을 비롯한 생활 패턴을 살펴보니 아침은 거의 굶거나 주스나 우유로 대신하고, 점심은 직원들과 함께 일반식당에서 먹고, 저녁은 체중 조절을 위해 밥 외에 과일이나 고구마를 비롯한 채소 위주의 식사를 했다. 가끔 친구들과의 모임으로 저녁에 약간의 술과 고기를 먹는 것 말고는 딱히 과식하지 않는 평범한 여성이다.

아침에 일어나면 손발과 얼굴이 부었다는 느낌이 자주 들었고, 소변양이 적어진 것 같으며, 갈증이 자주 생겨 물 대신 과일음료를 마셨다. 가장 큰 문제는 따로 있었다. 취업을 했다는 기쁨도 잠시였고, 직장생활을 하면서 자신의 업무적성이나 능력까지 의심케 할 정도의 여러 압박에 시달렸다. 그래서 심적으로 많이 위축된 상태였다. 이렇게 쌓인 스트레스는 과량의 당분 섭취를 유발한다. 이는 부종을 악화시키며 심신안정에도 좋지 않다. 그러나 많은 사람들이 폭식은 경계해야 할 나쁜 습관으로 인식하지만, 가벼운 간식이나 과일음료, 이온음료를 통한 당분의 섭취는 심각한 문제로 인식하지 못한다.

이 환자에게 정상적인 신진대사를 위해 먼저 월비탕을 2주간 처방하면서, 간식으로 먹던 과일음료와 빵 같은 탄수화물의 추가 섭취를 철저히 금지했다. 월비탕은 스트레스로 인한 전신 부종 치료에 대표적인 처방으로, 정체된 수습(水濕)을 제거하며 탄수화물 의존도가 높은 에너지 대사를 체내 축적된 지방분해를 통해 해결하도록 유도하는 효과가 있다. 짧은 시간에 체중이 증가한 환자에게는 좋은 효과를 얻을 수 있는 처방이다.

환자는 2주 치료 후 부종이 거의 소실되고 체중이 3kg가량 줄었다. 2차 치료로 월비탕과 함께 가미소요산을 처방해 심신안정에 도움을 주었다. 가미소요산은 과도한 스트레스로 숙면을 못 하고, 심신이 불안함을 느끼면서 몸이 붓고 집중력이 떨어지는 증상에 널리 쓰인다. 총 4주간의 치료가 환자에게 많은 안정을 주었는데, 빼놓을 수 없는 것이 자신의 자존감을 높일 수 있는 명상을 자주 했다는 점이다.

지난 몇 년의 시간 동안 얼마나 많은 노력을 해왔는가? 그렇지만 직장에서는 뭐든 서툴고 부족한 말단 직원이다. 위를 보고 계속 오르기만 했을 심정이다. 그러나 등산을 할 때도 힘들고 지칠 때 잠시 휴식하며 아래를 내려다보지 않는가? 그때 보일 것이다. 세상이 얼마나 작아져 있는지, 내가 얼마나 많이 올라와 있는지.

멈추고 쉬면 보일 것들이 위만 보면 보이지 않는다. 결국 정상에 서면 가슴이 시원해진다. 자신이 대견하기도 하지만, 오르는 내내 마음의 짐을 버렸기 때문이다. 비워내면 아름다워진다. 평안(平安)이 채워졌기 때문이다.

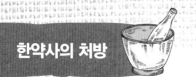

○ 월비탕(越婢湯) ○

약재

마황(麻黃) 6g, 석고(石膏) 8g, 감초(甘草) 2g

생강(生薑), 대조(大棗) 각 3g

달이기

위 약재의 용량은 한 첩 기준이며, 하루 3회 복용을 기준으로 하면 두 첩이 하루 분량
이다.

한 첩을 끓일 때 물은 200~300cc를 넣고 처음에는 강불로 한소끔 끓인 후 가장 약한
불로 뭉근히 달여서, 약물이 100~120cc가 되면 불을 끄고 적당히 식혀서 1회 분량으
로 복용하면 된다.

이때 찌꺼기는 버리지 말고 보관했다가 두 번째 끓이고 난 후의 약재 찌꺼기와 함께
재탕해서 세 번째 복용할 약물을 만들면 된다. 재탕은 약물의 양이 많기 때문에 물도
두 배로 넣지만 용출된 약물은 앞서 복용했던 양(100~120cc)과 똑같이 하면 된다.

약을 달이는 용기는 강화유리나 뚝배기면 충분하고, 위에서 말한 물의 용량은 끓어서
증발하는 방식으로 만들 때 적용한 양이다. 한약을 달이는 자동기계는 물의 증발 없이
만들어지는 경우가 많으므로 해당 기구의 사용법을 따르면 된다.

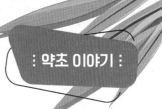

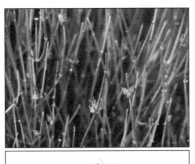
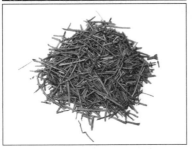

마황(麻黃)

성질이 따듯하며 강한 발한(發汗)작용이 있다.
오한, 발열, 두통, 코막힘, 땀이 나지 않는 감기
에 효과가 있다. 몸에서 발생하는 한기를 없애
주고, 기관지 평활근의 경련을 완화시켜 기침,
천식에 활용된다.

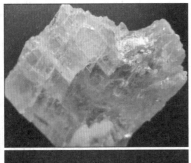
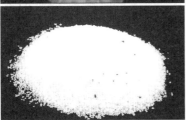

석고(石膏)

열을 내려주는 작용이 매우 좋다. 진액을 생성
시켜주며 갈증을 멈추게 한다. 고열과 함께 가
슴이 답답하고 갈증이 나거나 두통과 함께 기
침이 심해지는 증상에 효과가 있다.

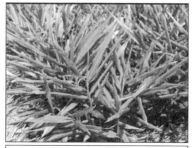
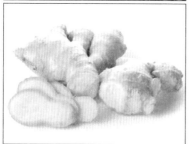

생강(生薑)

음식이나 약재로 많이 쓰이는 약초로 성질이 따듯하고 독이 없다. 주로 폐에 작용하여 찬 기운을 몰아내면서 땀을 낸다. 위에 작용하여 속을 따듯하게 하고 구토를 멈추며 부종을 치료한다. 음식과 약물의 소화흡수에 도움을 주므로 약초처방에 감초만큼 많이 쓰인다.

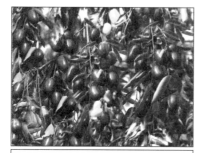
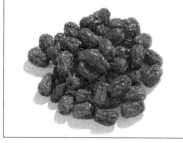

대조(大棗) − 대추나무열매

오래전부터 오장(五臟)을 보하고 12경맥(經脈)을 조화롭게 하는 약초로 한방에서 많은 사랑을 받아왔다. 특히 심장을 보해서 신경을 안정시키고 혈액을 잘 돌게 도우며, 폐를 보하여 기관지의 건조를 해소해 기침을 멎게 한다. 소화흡수 능력을 향상시키고 변비를 해소한다. 또한 히스테리 증상에 많이 활용할 만큼 심기 안정에 좋은 효과를 보인다.

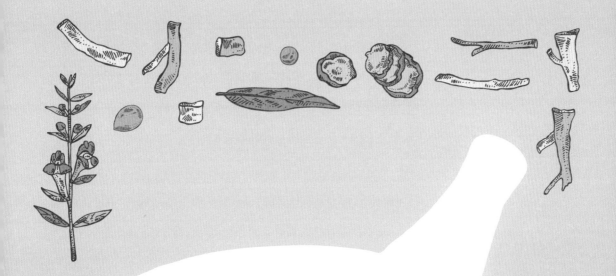

• 4장 •

약초와 소화계
_내과, 가정의학과

: 잘 먹고 잘 싸야 건강하다 :

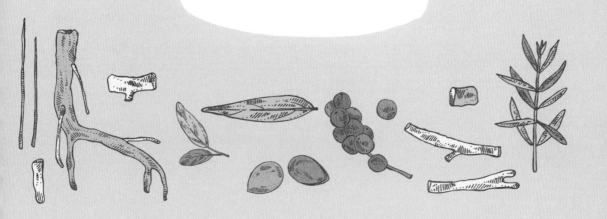

우리 주변에서 가장 많이 볼 수 있는 병원이 소화기질환을 주로 치료하는 내과일 것이다. 하루도 쉬지 않고 일을 해야 하는 소화기의 특성상 질병에 대한 노출이 많아질 수밖에 없기도 하지만 과음, 인스턴트 음식, 스트레스가 소화기질환의 주요 원인으로 지목된다.

대표적인 소화기질환으로는 구내염을 필두로 입에서 나는 냄새, 잇몸 염증으로 치아가 흔들리고 빠지는 증상, 위(胃) 부위의 복통과 속쓰림, 구토, 소화불량과 식욕부진 등을 들 수 있다.

또 장에서 발생하는 복부팽만과 복통, 설사나 변비, 배가 꼬르륵거리면서 울렁거리며 어지러운 증상과 편두통도 소화기질환에서 자주 볼 수 있는 주요 증상이다. 각각의 소화기질환은 단독으로 나타나기도 하지만 복합적으로 나타나기도 한다.

입부터 항문까지 9m에 이르는 장의 길이와 각 장기마다 다른 기능 때문에 소화기질환은 다양하게 나타난다. 또한 생명유지를 위해 부단히 움직이고 변화하는 장기의 특성상 자주 질병에 노출되고 재발하기 때문에 만성질환으로 발전하기가 쉽다.

모든 소화기질환은 우리 몸의 기운이 쇠약해지는 가장 큰 원인이 된다. 음식이 입으로 들어간다고 끝나지 않는다. 소화와 흡수라는 과정을 거쳐야 기운으로 쓸 수 있다. 음식의 힘을 기운으로 변화시킬 수 있는 장기의 이상은 신체의 쇠약으로 이어질 수밖에 없다.

하지만 이런 특성 때문에 치료와 회복에 최적화된 장기라는 생각도

든다. 매일 부단히 움직이고 나쁜 환경에 먼저 노출되는 만큼 면역을 유지하고 회복력을 높이는 보호물질을 여타 장기에 비해 많이 상주시켜둔다. 그래서 소화기질환은 작은 변화라도 꾸준히 하면 큰 회복력을 기대할 수 있다. 좋은 음식과 나쁜 음식에 대한 구분은 그리 어렵지 않다. 인스턴트음식을 줄이는 습관, 과음하지 않는 습관, 스트레스를 줄이는 노력 등 일상생활과 식습관의 개선만으로도 회복력을 높일 수 있다.

입안 자주 헐고
입맛 써서 식욕이 없을 때

: 반하사심탕(半夏瀉心湯) :

우리 몸은 일단 병에 걸리면 최소한의 방어책으로 면역력을 동원한 회복을 꾀한다. 그 시작이 염증반응이다. 조직이나 장기에 노폐물이나 독소, 바이러스 같은 병을 일으키는 병원체들이 침투하면 이들 표면에 있는 기초 면역체계에서 1차적 방어기전으로 소멸시킨다. 이 방어체계가 여러 원인으로 손상받으면 병원체들이 조직 내부로 쉽게 침투한다.

그러면 우리 몸의 2차 면역체계가 비상상황을 인지하고 작동하는데 백혈구 같은 대식세포를 포함한 여러 면역물질이 나쁜 독소를 제거하는 시스템으로 변한다. 이 과정에서 늘어난 면역세포가 분비하는 물질들이 혈관을 확장시키고 항체나 대식세포의 유입을 증가시켜 병원체를 효과적으로 제압하는 환경을 만든다.

이때 감염 부위의 혈관이 확장하면서 혈류량이 늘어나는데, 이는 우리 몸을 지키는 아군을 많이 불러 모으는 역할을 하지만, 반면에 발열이 일어나고 이에 따른 통증이 발생한다. 즉 염증은 회복을 위한 면역 발현이 심화되어 불편함을 초래하는 증상으로 발전한 것이다.

입안에 생기는 염증인 구내염도 소화기 환경이 나빠지면서 발생한다. 소화기질환 중 가장 경미하지만 흔한 질환에 속한다. 구내염은 입안의 유해한 병원균을 억제할 환경이 변화되면서 발생하는 경우가 많은데, 여러 원인으로 입안이 건조해지면서 발병하는 경우가 가장 많다. 입안이 건조해지는 원인은 다양하다. 감기 같은 바이러스로 인한 인후(咽喉)의 열증(熱症)과 위(胃)의 열증도 영향을 미친다. 피로와 스트레스도 한의학에서는 열증으로 분류하는데, 구내염을 일으키는 대표적인 원인으로 본다.

한의학의 기준으로 열증은 과도한 기능적 활동을 일으키는 상황을 표현한 말이다. 예를 들어 과식을 하면 위장의 활동력이 과도하게 증가되고 이를 위열상태라고 할 수 있다. 자극적인 음식을 많이 먹었거나, 독소가 강한 알코올을 많이 섭취해도 위열 상태를 만든다. 폐열은 감기 같은 외부 요인과 스트레스 같은 체열상승 요인으로 폐의 호흡기능을 통한 체온유지 활동이 증가하면서 생긴다. 이렇게 과도하게 증가한 기능적 활동의 원인을 통칭 열증(熱症) 상태로 구분한다.

구내염이 잘 발생하는 환경인 구강건조의 원인은 위나 폐의 열 증상들로 대부분 이들 장기의 건강상태가 나빠졌을 때 발생한다. 이로 인해 위 부위의 음식들이 이상발효를 일으키고, 위 내 부숙(腐熟)된 가스들이 역류하면서 입으로 냄새가 올라오는 증상으로 나타날 수 있다. 이렇게 입안의 건강이 악화되면 입안이 아프거나, 쓴맛이 나거나, 잇

몸이 붓고 피가 나면서 치아가 흔들리는 증상도 생길 수 있다.

　원인과 결과를 잘 통찰하면 자연스럽게 문제 해결의 실마리가 보일수 있다. 증상은 그곳에 있으나 원인은 다른 곳에 숨은 경우가 있기 때문에 정확한 원인을 찾는 일이 무엇보다 중요하다는 의미이다.

　입에서 나는 냄새가 신경 쓰여서 수시로 양치질만 반복한다면 오히려 손상된 잇몸과 구내염에 악영향을 끼칠 수 있다. 나도 모르게 상대방에게 불쾌감을 줄 수 있다는 염려로 말할 때마다 위축되고 스트레스를 받을 수 있다.

　편재된 위열과 폐열을 없애주는 것만으로도 충분히 좋은 효과를 얻을 수 있다. 가장 먼저 상초와 중초까지 퍼진 편재된 열을 빼야 한다. 대표적인 처방으로 반하사심탕(半夏瀉心湯)을 들 수 있다. 반하사심탕의 구성은 비교적 간단한데, 그 힘을 쉽게 볼 수 없는 약재들로 구성돼있다. 반하, 황련, 황금이 주요 약재인데, 특히 황련과 황금은 청열약(淸熱藥)으로서 열을 제거하는 역할을 충실히 하는 다용하는 약재이다. 그 맛이 매우 쓴데, 이 쓴맛이 열을 끄는 버버린(berberine) 성분이다. 체내미생물 중 유해미생물만 선택적으로 제약하는 독특한 기능을 가져서 염증치료에 매우 유용하다.

　어렸을 때 할머니가 '식욕이 없고 입에서 쓴맛이 난다'고 하시면서 입맛을 돌게 하는 특별한 음식을 찾았던 기억이 있다. 바로 고들빼기나씀바귀 같은 나물이었다. 이 나물들은 맛이 매우 써서 무침요리를 하기 전에 물에 담가 쓴맛을 약간 뺐다. 쓴 음식이 몸에 좋다며 어린아이

김민철 박사의 약초치유

가 먹기 힘든 이런 음식을 계속 권하셨다. 쌉싸름하고 향긋한 고들빼기와 씀바귀를 생각하면 입안에서 느껴지는 맛처럼 인자했던 할머니의 모습이 떠오른다.

두 번째는 외용제를 활용하는 방법이다. 체내에 편재된 열을 제거해도 손상된 구강이나 잇몸을 정상화시키는 데 많은 시간이 필요하다. 치료효과를 높이기 위해 외용제를 함께 활용하면 좋은 효과를 얻을 수 있다. 외용제의 재료로 백반과 천일염 두 가지를 사용한다. 백반은 독성이 없고 매우 떫어서 수렴작용이 강한 약재로 상처의 회복을 돕는다. 천일염 또한 상처의 치료효과를 높이고 염증을 내리며 살균작용을 증가시키는 효능이 있는 재료이다. 일상생활에서 많이 쓰이고 있어서 두 약재의 조합은 매우 이상적인 구강 외용제라고 할 수 있다.

두 약재를 활용해 만든 외용제를 곱게 갈아서, 양치 후 콩알 2~3개 크기 정도를 입안에 넣고 3분 정도 물 없이 칫솔로 잇몸 마사지를 해주면 잇몸이 쫀쫀해진다는 것을 금방 느끼게 된다. 잇몸의 출혈이 잘 지혈되고 붓기도 빨리 회복될 수 있어서 이가 흔들리며 피가 나는 증상의 치료에 매우 유용하다. 구내염 통증이 줄어드는 것은 물론 상처회복에 도움을 준다. 또한 하얗거나 누렇게 혀를 덮은 백태도 쉽게 제거되므로 구강건강 관리에 좋은 외용제로 활용할 수 있다.

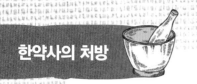

○ 반하사심탕(半夏瀉心湯) ○

약재

반하(半夏) 10g, 황련(黃連) 2g

황금(黃芩), 건강(乾薑), 인삼(人蔘),

감초(甘草) 각 12g

대조(大棗) 2개

달이기

위 약재의 용량은 한 첩 기준이며, 하루 3회 복용을 기준으로 하면 두 첩이 하루 분량이다. 한 첩을 끓일 때 물은 200~300cc를 넣고 처음에는 강불로 한소끔 끓인 후 가장 약한 불로 뭉근히 달여서, 약물이 100~120cc 정도 되면 불을 끄고 적당히 식혀서 1회 분량으로 복용하면 된다.

이때 찌꺼기는 버리지 말고 보관했다가 두 번째 끓이고 난 후의 약재 찌꺼기와 함께 재탕해서 세 번째 복용할 약물을 만들면 된다. 재탕은 약물의 양이 많기 때문에 물도 두 배로 넣지만 용출된 약물은 앞서 복용했던 양(100~120cc)과 똑같이 하면 된다.

약을 달이는 용기는 강화유리나 뚝배기면 충분하고, 위에서 말한 물의 용량은 끓어서 증발하는 방식으로 만들 때 적용한 양이다. 한약을 달이는 자동기계는 물의 증발 없이 만들어지는 경우가 많으므로 해당 기구의 사용법을 따르면 된다.

∘ 구내염에 좋은 외용제 만들기 ∘

약재

백반(200g)과 천일염(300g)을 2 대 3의 비율로 준비한다.

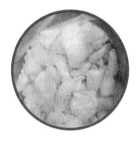

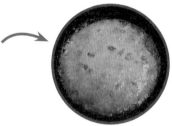

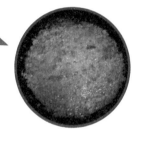

1 덩어리 형태의 백반을 깨끗한 용기에 넣고 첨가물 없이 끓인다.

2 어느 정도 열을 가하면 백반 덩어리가 녹아서 액상으로 변하는데 이때 천일염을 넣고 소금이 녹을 때까지 더 끓인다.

3 시간이 지나 천일염이 다 녹으면 불을 끄고 그대로 식힌다.

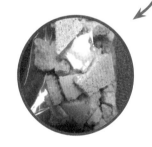

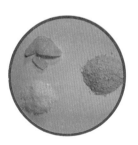

5 식힌 외용제 덩어리는 잘 부서지므로 고운 가루로 갈아주면 된다.

4 식힌 외용제는 다시 고체 덩어리로 변하면서 그릇에서 쉽게 분리된다.

반하(半夏) - 끼무릇

열로 인한 온몸의 습담(濕痰)을 치료한다. 습담이 폐를 침범하면 기침과 가래가 많아지고, 비위로 침범하면 구토, 어지러움 증상이 나타난다. 반하는 아린 맛에 독성이 있어서 생강즙에 담가 아린 맛이 사라진 후 약재로 쓰면 좋다. 이렇게 만든 반하를 강반하(薑半夏)라고 부른다.

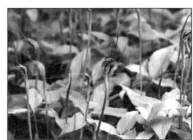

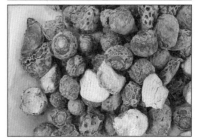

황금(黃芩) - 속썩은풀의 뿌리

찬 성질로 습기를 없애고 열을 내리는 작용을 한다. 주로 폐에 작용하는 청열약(淸熱藥)으로 폐열로 인한 기침, 가래를 없애는 기능을 한다. 또 대장에 작용하여 이질과 설사를 치료한다.

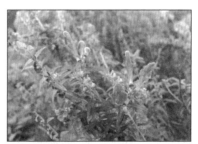

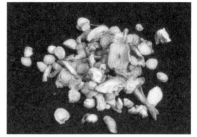

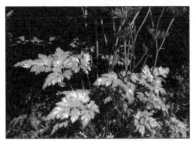

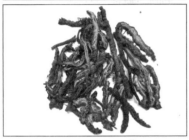

황련(黃連) - 황련의 뿌리줄기

맛이 매우 쓰고 성질이 차서 열을 잘 내려주고 습기를 없애는 효능이 좋다. 심장에 작용해서 열이 있으면서 가슴이 답답하고 잠 못 이루는 증상과 코피나 피를 토하는 증상을 개선하고, 위장에 작용하여 배가 더부룩하고 복통설사가 나타나는 증상을 치료하는 효능이 있다. 이외에도 장염, 여성 갱년기 증상 개선에도 효과가 있으며, 외용제로 사용하면 염증, 습진, 가려움증을 개선하는 데 활용할 수 있다.

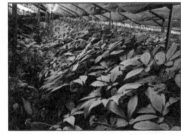

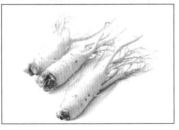

인삼(人蔘)

보기(補氣)하는 약재 중 으뜸으로 오장육부의 원기를 보충한다. 기는 비장과 폐에서 주관하는데 인삼은 비장과 폐에 작용하여 기운을 북돋는다. 또한 심장에 작용하여 심기 안정을 도모하고 심장을 보호한다. (우황청심원에 인삼이 들어 있는 이유이다.)

거의 매달 구내염으로 고생하는 80대 여성으로 매우 높은 스트레스를 안고 지내는 환자였다. 결혼과 함께 시작된 호된 시집살이와 남편의 폭력이 있었지만 그래도 결혼생활을 유지했고, 오래 전 남편과 사별한 후 홀로 4남매를 키웠다. 이제는 조금 편안한 노년을 보낼 법도 한데 현실이 녹록치 못해 아직 결혼을 안 한 50대 아들과 함께 살면서 시집살이 아닌 시집살이를 하고 있었다.

이 환자는 과도한 신경성과 마음병이라고 하는 심열, 그로 인한 폐열까지 가득한 상태여서 반하사심탕을 주제로 한 처방을 2주 드리고 외용제로 고백반을 만들어드렸는데 효과가 매우 좋았다. 속옷을 못 입을 정도로 가슴이 답답해 숨 쉬기가 어렵고, 숙면이 힘들었고, 구내염으로 아파서 제대로 먹지도 못하고 입맛도 없다고 했던 증상들이 2주의 치료로 거의 소실된 것을 확인할 수 있었다.

그러나 환자의 상황이 개선된 것이 아니기 때문에 2주 치료 후 탕약치료를 중단하기가 어려웠고, 그렇다고 차가운 한성(寒性)의 약제를 계속 쓰기도 부담스러운 연세였다. 그래서 대안으로 활용한 것이 백초시럽이다.

백초시럽은 일반의약품으로 약국에서 쉽게 구할 수 있는 제제이다. 구성은 상초의 열을 끄는 약재가 절반 들어 있고, 하초를 따듯하게 하는 약재가 절반 들어 있다. 아이들도 잘 먹을 수 있도록 만들어졌다. 위염, 복통, 복부팽만, 소화불량 등에 두루 활용할 수 있다고 표기된 이유도 여기에 있다. 백초시럽을 성인 분량으로 하루 2회씩 복용하게 하고 외용제를 하루 2회 함께하게 했더니 그렇게 고생했던 만성 구내염에서 해방되었다. 또한 울화가 치밀어 답답했던 가슴도 평안해졌다고 했다.

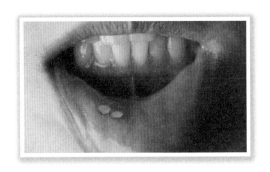

참고로 백초시럽 한 병 가격이 4~5천 원이며, 고백반의 재료비용이 500g 기준 2만 원 정도이다. 4인 가족이 매일 써도 6개월은 충분히 쓰고도 남을 분량이다. 몰라서 대처가 어려웠던 우리 주변의 질환들과 만성질환들도 쉽게 구할 수 있는 약재를 활용해 치료의 방법을 찾는 것이야말로 치료자의 본분이라고 생각한다.

풍치 치료 온 50대 초반 남자의 사례

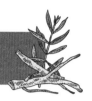

처음 뵈었을 때 조금은 여윈 왜소한 몸이었고 어금니가 발치(拔齒, 이를 뽑음)되어 한쪽 볼이 쏙 들어가 있던 환자였다. 40대 후반까지도 175cm, 75kg의 건장한 체격이었는데, 최근 2년 사이에 잇몸질환과 풍치로 고생하면서 체중이 15kg 정도 줄었다. 이 환자의 경우 체중 감소 원인을 풍치 때문에 제대로 못 먹은 것으로 생각하면 곤란하다.

풍치는 결과이다. 원인을 찾고 제거하는 것이 가장 시급한 과제이다. 환자는 건설업에 종사하면서 근력을 많이 써야 했고, 매일 거의 소주 한두 병을 마시는 습관이 있었다. 몇 년 전에 이혼 후 홀로 생활하다 보니 스트레스가 쌓였고 그것이 과도한 음주에 영향을 끼쳤다고 볼 수 있다. 악순환의 연속이 결국 질병이 된 또 하나의 표본이라 하겠다.

풍치는 대부분 치과치료에서 발치를 한다. 이 환자도 예외 없이 잇몸에 농양이 많아서 왼쪽 어금니를 발치한 상태였고 조만간 오른쪽도 같은 치료를 해야 한다는 진료 소견을 들었다고 했다. 치료는 시급했으나 넉넉하지 못한 경제 상황 때문에 환자는 망설이고 있었다. 그래서 두 가지 처방을 권했다. 황련해독탕과 배농산급탕이다.

황련해독탕은 말 그대로 우리 몸의 해독을 위한 청열제제가 주된 처방이다. 매일같이 반복되는 음주로 쌓인 주독을 풀어주면서 배농산급탕으로 농약을 제거해서 회복을 돕는 처방을 병행해 쓰고자 구성했다. 또한 이 두 처방은 일반의약품으로 환제나 과립제로 많은 제약회사에서 만들고 있어서 비교적 저렴한 가격에 투약할 수 있다. 각 1만 원이면 열흘 정도 복용할 수 있으니 부담 없이 치료를 권할 수 있다.

첫날부터 고백반 외용제를 쓰면서 두 가지 처방을 복약했고, 3일 정도 지나서 잇몸 출혈이 많이 호전됐다는 연락을 받았다. 물론 상황의 급박함을 인지하고 있는 환자여서 철저한 금주를 하게 했고, 걷기운동을 통해 스트레스로 경직된 근육을 이완할 필요가 있었다. 그래서 하루 1시간 주 4회 운동처방도 함께 시행했다. 그리고 4주 후 몰라보게 호전되었다.

치료에서 가장 중요한 점은 원인을 찾아서 제거하는 것이다. 이 환자는 힘든 육체의 보상을 술로 해결하려 했고 그것이 악순환이 된 케이스였다. 금주만으로 많은 부분을 치료해낼 회복탄력성 을 되찾은 것이다. '치료의 절반은 환자의 몫으로 남을 수밖에 없다'는 말이 변함없는 진리로 다 가온다.

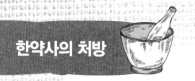

○ 황련해독탕(黃連解毒湯) ○

약재

황련(黃連) 3g
황백(黃柏), 황금(黃芩), 치자(梔子) 각 6g

○ 배농산급탕(排膿散級湯) ○

약재

감초(甘草) 6g, 대조(大棗) 12g, 생강(生薑) 3g
길경(桔梗), 지실(枳實), 작약(芍藥) 각 10g

달이기

위 약재들의 용량은 한 첩 기준이며, 하루 3회 복용을 기준으로 하면 두 첩이 하루 분량이다. 한 첩을 끓일 때 물은 200~300cc를 넣고 처음에는 강불로 한소끔 끓인 후 가장 약한 불로 뭉근히 달여서, 약물이 100~120cc 정도 되면 불을 끄고 적당히 식혀서 1회 분량으로 복용하면 된다.

이때 찌꺼기는 버리지 말고 보관했다가 두 번째 끓이고 난 후의 약재 찌꺼기와 함께 재탕해서 세 번째 복용할 약물을 만들면 된다. 재탕은 약물의 양이 많기 때문에 물도 두 배로 넣지만 용출된 약물은 앞서 복용했던 양(100~120cc)과 똑같이 하면 된다.

약을 달이는 용기는 강화유리나 뚝배기면 충분하고, 위에서 말한 물의 용량은 끓어서 증발하는 방식으로 만들 때 적용한 양이다. 한약을 달이는 자동기계는 물의 증발 없이 만들어지는 경우가 많으므로 해당 기구의 사용법을 따르면 된다.

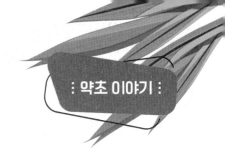

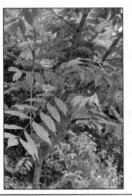

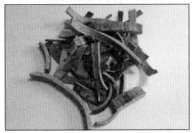

황백(黃柏) - 황벽나무껍질

습기와 열을 없애주는 요약(要藥)이다. 대장의 습열에 따른 설사와 방광의 습열로 생긴 소변 이상, 여성 생식기 습열의 냉대하를 치료하는 약재로 많이 활용된다. 또한 항균작용이 뛰어나다고 알려져서 가려움증의 외용제로 활용되고 있다. 혈압강하 작용도 보고되었다.

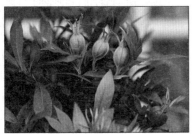

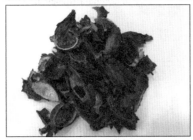

치자(梔子) - 치자나무열매

심장과 폐 등 상초 부위의 열을 내리는 데 좋은 요약이다. 특히 가슴이 답답하고 두근거리면서 깊은 잠을 못 잘 때 활용된다. 이외에도 이뇨작용과 지혈작용이 있으며, 타박상의 어혈을 푸는 효능이 있어서 타박상 외용제로 많이 활용된다.

길경(桔梗) – 도라지뿌리

폐를 맑게 하고 답답한 가슴을 풀어주는 작용을 하며, 배 속의 찬 기운을 풀어 기침을 멈추고 담을 없애며, 거담 및 항진균 작용이 있어서 인후통 병증에 널리 활용된다. 또한 풍부한 미네랄과 약리작용이 우수한 다량의 사포닌 성분을 함유해서 여러 질환에 많이 활용되는 매우 우수한 약제이다.

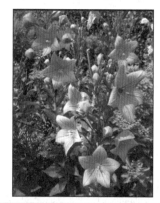

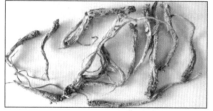

작약(芍藥) – 함박꽃뿌리

간과 비장에 작용하여 수렴작용과 해열작용을 보이고, 간의 울체된 기운을 풀고 통증을 감소시키는 작용이 있어 각종 통증질환과 생리불순, 경련 증상을 개선하는 좋은 약제이다. 현대인의 스트레스로 인한 전신피로, 근육통 증상에도 효과가 있다고 알려졌다. 그 활용 범위가 매우 넓은 약제이다.

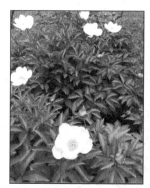

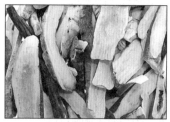

습관적으로
자주 체하는 사람에게

: 평위산(平胃散) :

불현듯 사람이 태어나서 흙으로 돌아갈 때까지 가장 많이 찾는 약이 무엇일지 궁금했다. 아마도 소화제 종류가 아닐까? 인간이 살기 위한 필수 조건 중 하나가 먹는 일인데 생각만큼 편안하게 이룰 수 있는 일이 아닌 모양이다. 먹지 못하면 생명유지를 할 수 없는 인간의 특성상 어쩌면 평생 동안 잘 먹기 위한 방법을 찾으며 살아야 하는 것은 아닐까?

음식을 먹고 속이 불편하면 여러 증상을 막론하고 흔히 '체(滯)했다'라고 한다. 말 그대로 막혔다는 뜻인데 기운을 쓸 수 없을 만큼 위축되는 것은 물론이고, 증상에 따른 불편한 현상이 한두 가지가 아니어서 많이 신경 쓰는 증상이다. 사람은 음식을 섭취하고 음식에 들어 있는 양분을 흡수하여 에너지를 보충하며 살아가는데, 습관적으로 자주 체하는 사람은 삶의 질이 어떠할지 상상해보라.

'체했다'는 의미에는 음식이 잘 내려가지 않는 것 말고도, 식욕과 기운이 없고, 소화기가 더부룩해지면서 생기는 복통과 메스꺼움, 구토와 설사, 두통이 동반되기도 한다. 그래서 매일 이런 증상들을 호소하는 사람의 고충은 말로 다 표현할 수 없을 것이다.

음식을 먹고 정상적인 과정의 소화와 흡수를 못하는 증상에는 여러 원인이 있겠지만, 소화기관의 특성을 잘 살펴보면 의외로 해결책을 쉽게 찾을 수 있다. 우리 몸의 소화기는 근육질로 이루어져 있고, 많은 시간 동안 수축과 이완을 반복해야 하는 숙명을 지닌 장기이다. 어떤 이유로든 그 기전이 방해되면 움직임의 제한을 받는 불편한 증상을 일으킬 수 있다.

가령 차가운 성질의 음식을 과량 먹어도 근육이 쉽게 경직할 수 있으며, 술처럼 독소로 작용할 수 있는 것들을 과량 복용해도 소화관은 이를 흡수하기보다 뱉어낸다. 흡수를 하지 않겠다는 강력한 신호인 것이다. 이렇게 다양한 요인들이 여러 증상을 내포한 소화불량 증상으로 나타날 수 있다.

집에 있는 세탁기를 보고 있노라면 어찌 이리도 우리 몸 소화기와 똑같을까 하는 생각에 슬며시 미소 지어진다. 젖은 빨래를 넣고 움직여서(회전운동) 더러운 얼룩을 물과 함께 제거하고 탈수를 통해 꼬들꼬들한 빨래를 완성한다.

마찬가지로 우리 몸의 소화기도 젖은 음식을 입으로 넣고 9m의 소화관을 지나면서 탈수(장 연동운동)를 하고, 꼬들꼬들한 부산물을 변으로 내보내는 구조이다. 9m짜리 세탁기인 셈이다. 다만 차이점이 있다면 세탁기는 노폐물을 버리지만, 몸은 탈수한 물속에 녹아 있는 양분은 간으로 보내 저장하고, 노폐물은 변으로 내보내는 시스템을 채택하고 있다.

이렇게 효율적인 시스템을 유지하기 위해서는 몇 가지 요소가 필요하다. 근육의 특성상 따뜻한 환경이 필요하고, 수축과 이완에 필요한 충분한 양의 미네랄이 필요하며, 편안한 심리적 상태 유지도 필수조건이다.

추위에 떨어본 적이 있다면, 차가운 음식을 많이 먹고 소화관 경직을 일으켜 구토나 설사를 해본 경험이 있다면, 냉기가 얼마나 몸을 압축시키는지 금방 이해할 수 있다.

우리 몸의 근육의 수축과 이완에 관여하는 미네랄이 칼슘(Ca), 나트륨(Na), 마그네슘(Mg), 칼륨(K)이다. 소화관에만 필요한 것이 아니라 우리 몸 전체 근육에도 똑같이 필요하다. 그러나 이런 필수 미네랄이 부족하거나 소비가 많아지는 상황이 발생하면, 생명활동을 위한 우선순위에서 밀려난 소화관은 미량 영양소인 미네랄 공급을 제한받고 그로 인해 수축과 이완에 제약을 받을 수밖에 없다.

예를 들어 과도하게 신경을 써야 할 상황을 가정해보자. 스트레스를 받으면 심장이 평소보다 많이 뛸 것이고, 근육도 과도한 움직임을 예상할 것이다. 그러면 자연스럽게 우선순위가 아래인 소화관의 움직임을 제한하여 여분의 미네랄을 심장과 근육에 우선 활용한다. 이렇게 형성된 위장관 활동의 제약은 위액과 함께 분비됐던 위산을 정체시키고, 위장 내에 고인 위산은 오랜 시간 동안 위벽에 자극을 줘서 위염의 형태로 발전하는 계기가 된다.

40대 이후에는 위에서 분비되는 위산의 양이 점점 줄어드는 것으로 알려져 있는데, 실제로 위염을 비롯한 소화기질환은 젊은 층보다 나이가 많은 연령층에서 더 자주 발생한다. 속쓰림이나 위통을 위산 때문에 발생하는 증상으로 한정해서, 제산제나 위산 분비억제제 위주의 처방을 하면 장기적으로는 위산 조절 능력이 더 위축되는 결과를 가져오고, 위장 건강이 악화되는 악순환이 반복될 수 있다. 그래서 소화관의 정상 활동을 바로잡는 치료를 위해 앞서 언급한 세 가지 원인을 제거하거나 회복시켜서 위장질환 증상부터 호전시켜야 한다.

첫 번째로 냉기로 인한 문제를 해결할 방법을 알아보자. '물도 씹어서 먹으라'는 말을 들은 적이 있을 것이다. 씹을 필요가 없는 것이 물인데도 불구하고 씹어 먹으라고 했다. 우리 몸의 흡수기전을 보면 체온과 가까운 온도일 때 가장 빠르고 편안하게 흡수할 수 있다. 차가운 음식을 그냥 섭취하기보다 몸에 더 친화적인 상태로 바꿔서 먹어야 건강에 이롭다는 선조의 지혜가 담긴 말이라고 생각한다.

또 차가운 환경에 오래 노출되거나 찬 음식을 많이 먹어 속이 불편하면, 이 상황을 빠르게 정리할 수 있는 우리 몸의 방어기전이 작동하는데 구토와 설사이다. 위장에 머무른 나쁜 음식은 구토로, 장관으로 넘어간 나쁜 음식은 설사로 배출해서 빠른 회복을 꾀하는 정교함을 자랑한다.

어린 시절에 먹어본 간식 중에 가장 맛있었던 것이 '수정과'였다. 겨울철이면 시원하고 달달한 수정과를 맛볼 수 있는데, 특히 그 안에 들어 있는 곶감의 놀랄 만한 맛은 어떤 표현으로도 담아낼 수 없을 만큼 강렬한 기억으로 남아 있다. 그 맛의 유혹을 못 이기고 마치 생쥐처럼 몰래 광을 얼마나 들락거렸던지. 수정과는 지역 특색에 따라 들어가는 재료가 약간씩 차이가 있지만 주로 계피, 곶감, 생강, 잣이 들어간다. 계피는 인체의 하초까지 온기를 전하는 몇 안 되는 약재로 알려져 있고, 생강은 중초까지 온기를 전하는 대표적인 식재료이다.

수정과를 뜨겁게 마신 기억이 있는가? 차가운 기운에 과도하게 노출되어서 난 병에 치료제로 쓰일 약인데 오히려 차갑게 먹는다. 이는 수정과의 주재료가 아주 따뜻한 성질의 약이기 때문에 가능하다. 과도한 냉기로 배탈설사가 나면 활용했던 민간요법 재료가 홍시나 곶감이다. 수정과에 곶감을 넣은 이유도 이와 같다. 감이 원료인 곶감은 수렴작용이 강해져서 설사를 개선하는 약재로 쓰인다.

이뿐만 아니라 '과유불급'의 의미를 실천한 지혜도 담겨 있다. 기름기가 많아 미끄러운 잣을 띄움으로써 방어기전일 수 있는 설사를 너무 급히 단속하기보다 자연스러운 균형을 바랐던 선조의 마음을 읽을 수 있다.

이처럼 냉기로 손상된 소화기의 회복에 수정과가 좋지만, 만드는 데는 많은 시간과 정성이 필요하다. 그래서 급한 대로 계피와 생강을 이용한 차를 대용으로 활용한다면 냉기로 생긴 문제를 해결하는 데 큰 도움이 될 수 있다.

두 번째로 과음과 과식에 의한 상황을 살펴보자. 입으로 담았다고 내 것이 아니다. 음식을 먹고 속이 울렁거리고 메스꺼운 데는 이유가 있다. 술은 일정 부분 흡수를 통해 몸으로 들어오겠지만 한계를 벗어난 양이라면 아무런 방어도 없이 흡수해버리는 더 나쁜 상황이 아니겠는가? 과음 후 구토는 건강이 나빠서가 아니라, 오히려 빠른 회복을 도모하기 위한 최선이라고 볼 수 있다. 물론 구토라는 부자연스러운 현상이 괜찮다는 말이 아니다. 위급한 상황에 대처하는 우리 몸의 방어기전이 작동한다는 뜻이다.

무엇보다 먼저 과음, 과식하지 말아야 한다. 하지만 부득이하게 과음, 과식을 했다면 해결책으로 가장 먼저 찾을 수 있는 처방이 평위산(平胃散)이다. 평위산은 창출, 진피, 후박, 감초로 구성된 비교적 간단한 처방인데 말 그대로 위를 조화롭게 하고 기를 평화롭게 해주는 효능을 가졌다.

또한 평위산은 소화불량의 원인에 따라 처방조성을 가감할 수 있다. 그러면 더 좋은 효과를 얻을 수 있다. 대표적인 것이 과도한 육식으로 복통이 생기면 산사(山楂)를 더한다. 밀가루 음식이 원인이면 맥아(麥芽)와 신곡(神曲)을 더해서 활용한다. 과도한 스트레스에 의한 증상은 시호(柴胡), 작약(芍藥), 황금(黃芩)을 가감해서 쓰면 좋고, 구토가 심할 때는 반하(半夏)를 더해서 쓰면 좋다. 설사가 많으면 오령산을 합방하여 쓸 수 있다. 활용범위가 매우 넓은 처방이다.

세 번째는 부족해진 미네랄과 영양섭취에 관한 것이다. 소화기질환은 약해진 장기가 그 기능을 회복할 수 있도록 치료함과 동시에, 저하된 기능으로도 체력을 위해 흡수 능력을 유지시켜야 하는 두 가지 과제를 가졌다. 소화기는 소화와 흡수가 주 기능인 장기이다. 그러나 질병으로 소화력(분쇄력)이 떨어지면 흡수기전에도 영향을 미쳐 흡수되지 못한 음식이 그대로 배설되는 현상을 쉽게 볼 수 있다. 그래서 인위적으로 흡수력을 증대시킬 방법을 찾아야 하는데, 가장 쉬운 방법이 죽

㈜을 활용하는 방법이다. 죽은 약해진 위장의 기능을 도우며 장에서의 흡수도 쉬워지는 대용식이다.

마그네슘과 칼륨이 풍부한 야채를 활용하고 칼슘과 나트륨이 조화롭게 공급될 수 있도록 적당량의 육류와 미네랄이 풍부한 조선간장을 활용해 간을 맞추는 죽 한 그릇은 소화기 회복에 매우 중요하다. 또한 체력유지를 위해서도 반드시 필요한 환자식이다. 죽에 넣어 간을 잡는 간장은 부족해지기 쉬운 소화액의 생성을 촉진한다.

조선간장이 너무 짜서 나트륨을 과도하게 섭취할까 봐 걱정할 수도 있다. 그러나 사실과 다르다. 예부터 막 출산한 산모들이 즐겨 먹었던 대표적인 회복식이 미역국인데, 그 간은 소금이 아닌 국간장 즉 조선간장으로 한다. 소금과 다름없는 염도이지만 풍부한 미네랄이 균형을 이룬 덕분에 출산 후 부종이 심한 산모가 증상 개선 효과를 얻을 수 있다.

천일염은 나트륨이 주가 아닌 미네랄 덩어리이다. 미생물 발효로 쉽게 흡수될 수 있어서 완벽한 식재료 중 하나라고 생각한다.

이렇게 깊은 뜻이 담긴 따뜻한 죽 한 그릇은 식사 이상의 의미와 힘을 담고 있어서 회복식의 상징이 된 지 오래이다. 꼭 환자식이 아니어도 좋다. 먹기에 부담 없고 먹어서도 부담 없는 죽이야말로 위축된 소화기 건강을 회복시키는 데 큰 도움을 주는 자연요법이다.

산사(山楂) – 산사나무열매, 아가위

주로 비위의 기능을 돕고 소화를 촉진하는 효능이 있다. 육식의 지방과 단백질을 소화시키는 데 좋은 효과를 나타낸다. 또한 어혈과 뭉친 것을 풀어주며 산후 복통에도 이용된다. 최근에는 비알코올성 지방간과 고지혈증 개선 효과로 주목받고 있다.

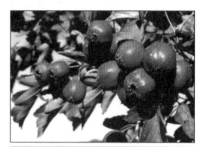

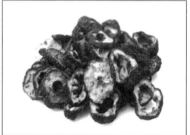

미역

곤포(다시마)와 비슷한 효과가 있는 식재료이다. 곤포보다 쓴맛이 덜하고 부드러워 식용이 용이하다. 음식을 먹고 체했을 때, 건선, 고혈압, 고환염, 변비, 수종, 암, 임파선염 개선에 활용하기도 한다.

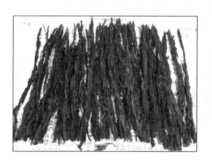

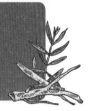

만성위염으로 회식을 못한
40대 남자 회사원 사례

회사의 중간관리자로서 업무 외에도 대인관계에 따른 스트레스가 많던 환자였다. 2~3년 전부터 조금만 먹어도 더부룩해지고 식욕이 없고 약간의 자극적인 음식도 설사와 복통으로 이어져서, 최근 몇 년간은 부서 회식에 가서도 거의 먹지 못하는 상황이었다.

대부분의 회식이 삼겹살이나 소주가 곁들여진 메뉴이어서 이 환자에게는 그림의 떡일 수밖에 없었고, 자신의 상황이 다른 직원들에게 부담이 될까 싶어 회식에 애써 불참하게 됐다면서 암담해했다. 병원 치료도 지속적으로 받아왔고 내시경 검사도 수시로 받았으나, 별다른 이상 소견이 없었고 신경성위염이라는 진단만 받고 약물치료를 반복해왔다고 한다.

만성위염 환자의 대부분이 신경성인 경우가 많다. 과도한 스트레스가 근육을 위축시키기도 하고, 공복 시 위산을 자극하여 속쓰림의 원인이 된다. 그래서 특별한 이상이 없으면 대부분 신경성위염이라는 진단을 받는다.

이 환자는 반하사심탕과 평위산을 각각 2주간 투약해서 경과를 살폈다. 명치와 목 사이에 느껴지던 이물감이 사라지고 답답한 느낌도 많이 호전되었다고 했다. 그래서 2주간 치료를 더 유지하면서 기존 증상의 소실을 확인한 후 만성질환 재발을 방지하기 위해 평위산만 꾸준히 복용하게 했다.

현재는 체중이 적당히 늘었고, 회식에 참석해 직원들과 화합을 도모하고, 꾸준한 운동을 통해 스트레스도 조절하고 있다. 아직 재발했다고 여길 증상이 나타나지 않았으며 여전히 스트레스 관리에 많은 노력을 기울이고 있다. 무엇보다 입으로 먹는 즐거움만큼 마음으로 먹는 것도 중요하다는 깨달음을 얻었다고 한다.

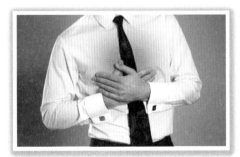

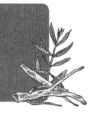

일인이역으로 마트에서 일하는
40대 여성의 사례

두 아이와 남편과 살고 가사와 함께 동네 마트에서 일하며 열심히 사는 분이다. 신경성위염과 역류성위염 진단을 받고 위염약과 제산제를 오랫동안 먹어왔다. 마트라는 곳의 특성상 불규칙한 식사를 해야 했고, 늦은 저녁식사로 역류성위염 재발이 반복되었다.

늦은 시간의 음식 섭취가 역류성위염을 악화시킬 수 있다는 사실을 잘 알았으나 일의 특성상 늦게 끝나는 경우가 많고, 육체적으로 힘든 만큼 늦게라도 식사를 해야 했다. 그래서 겔형 제산제 (짜 먹는 제산제)를 먹으면서 생활했다. 이러지도 저러지도 못하는 진퇴양난의 상황이라 할 수 있다. 그래도 수더분하게 웃으면서 일이 힘든 것보다 아이들 학원비라도 보탬이 돼서 좋다 했고, 본인의 병이 중병이 아닌 그저 흔한 병이라고 말했다.

이 환자는 처방치료도 중요하지만 생활에서 활용할 수 있는 방법도 병행하면 좋겠다고 생각했다. 일을 그만두기 전에는 늦은 식사나 불규칙한 식사를 개선할 수 없을 테니, 차선책으로 치료와 예방을 위한 생활습관 교정을 병행할 필요가 있었다.

먼저 역류성위염 치료를 위해 반하사심탕과 평위산을 각각 2주간 처방했다. 기대한 만큼 증상은 호전되었으나, 여전히 겔형 제산제의 도움을 받기도 했다. 환자의 나쁜 습관을 개선하지 않고는 치료 효과를 극대화시킬 수 없으며 재발이라는 굴레를 벗어나기가 힘들었다. 그래서 부담이 되는 저녁식사 문제를 해결하기 위해 죽을 만들어서 시간과 관계없이 조금씩 자주 먹게 했다. 기운

보충을 위해서도 간식이 필요했고 그럴 때마다 간편하게 죽을 먹게 했다.

그리고 또 한 가지는 양배추를 활용한 방법이다. 데친 양배추를 식사 때 함께 먹을 상황이 못 되니, 건강원을 통해 주스 형태로 만들어 물 대신 자주 음용하도록 했다. 양파와 유근피를 함께 넣어 만들면 맛도 좋고 소화기를 편안하게 해서 일석이조이다. 이렇게 2개월간 치료했더니 저녁식사를 일반 밥으로 바꿔도 될 만큼 호전되었다. 이제는 간단한 한약처방인 평위산과 양배추 주스만 먹으면서 편안한 생활을 하고 있다.

질병치료에 있어서 가장 좋은 치료법은 꾸준한 노력이라고 생각한다. 물론 약을 꾸준히 복용하자는 의미가 아니다. 운동이나 식습관, 편한 마음은 약에 비해 효과가 미미하겠지만, 일상에서 꾸준히 습관처럼 길들여준다면 회복 이후의 건강 환경이 무척 좋아질 수 있다. 특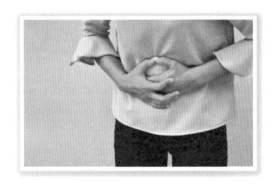

히 식습관에 접목하면 거부감 없이 실행할 수 있고, 몸이 아주 빠르게 받아들인다. 작지만 꾸준한 습관이 큰 결과를 가져온다는 것을 환자를 통해 다시 한 번 느꼈다.

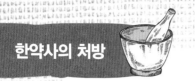

○ 평위산(平胃散) ○

약재
창출(蒼朮) 8g, 진피(陳皮) 6g, 후박(厚朴) 4g,
감초(甘草) 3g, 생강(生薑) 3편, 대조(大棗) 2개

달이기

위 약재의 용량은 한 첩 기준이며, 하루 3회 복용을 기준으로 하면 두 첩이 하루 분량
이다.

한 첩을 끓일 때 물은 200~300cc를 넣고 처음에는 강불로 한소끔 끓인 후 가장 약한
불로 뭉근히 달여서, 약물이 100~120cc 정도 되면 불을 끄고 적당히 식혀서 1회 분량
으로 복용하면 된다.

이때 찌꺼기는 버리지 말고 보관했다가 두 번째 끓이고 난 후의 약재 찌꺼기와 함께
재탕해서 세 번째 복용할 약물을 만들면 된다. 재탕은 약물의 양이 많기 때문에 물도
두 배로 넣지만 용출된 약물은 앞서 복용했던 양(100~120cc)과 똑같이 하면 된다.

약을 달이는 용기는 강화유리나 뚝배기면 충분하고, 위에서 말한 물의 용량은 끓어서
증발하는 방식으로 만들 때 적용한 양이다. 한약을 달이는 자동기계는 물의 증발 없이
만들어지는 경우가 많으므로 해당 기구의 사용법을 따르면 된다.

○ 위염에 좋은 양배추 주스 ○

재료

양배추 4kg, 양파 2kg,

유근피(느릅나무뿌리껍질) 1kg

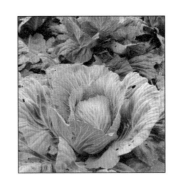

만들기

상기 재료를 물 10L에 넣고 2시간 정도 끓인다. 1팩에 100cc씩 넣어서 120팩 정도를 만든

후 물 대신 자주 마신다. 양파와 양배추에서 수분이 나와서 넣은 물의 양보다 증가한다.

창출(蒼朮) – 삽주뿌리줄기

습(濕)이 비위에 적체되면 소화불량, 설사, 더
부룩한 증상이 나타난다. 창출은 습을 제거
하는 대표적인 약재로 따듯한 기운과 건조한
성질로 소화기의 나쁜 기운을 아래로 내려
보내는 작용을 한다. 또한 한선(汗腺)을 자극
하여 땀이 나게 하므로 몸살감기 치료에도 활
용한다.

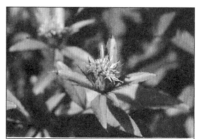

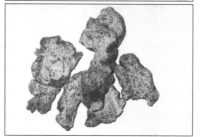

진피(陳皮) – 묵은 귤껍질

따듯한 기운으로 잘 소통케 하는 작용과 습이
응결되어 나타나는 담(痰)을 제거해줌으로써
기의 운행을 순조롭게 한다. 오래된 것일수록
효과가 좋다 하여 진(陳) 자를 써서 붙인 이름
이다. 거북한 속과 기침가래에 많이 쓴다.

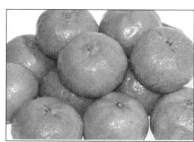

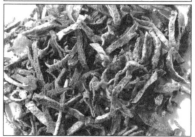

188

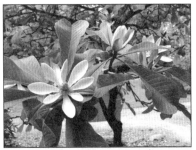
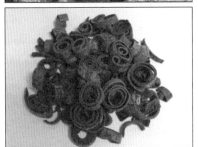

후박(厚朴) – 목련과 후박나무껍질

정체된 기를 개선하는 중요 약이다. 기를 잘 돌게 하고[順氣], 비위를 따뜻하게 하고, 습담(濕痰)을 제거하고, 대소변을 잘 소통시킨다. 더부룩한 증상, 구토, 설사를 치료한다.

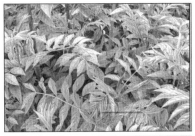
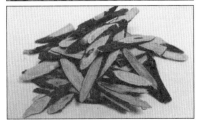

감초(甘草)

해독작용을 하는 대표적인 약재이다. 통증을 진정시키는 작용과 함께 쇠약해진 기운을 돋운다. 항궤양, 항염증, 항과민, 해독, 진해작용이 있어서 많은 처방에 두루 활용한다.

유근피(柳根皮) – 느릅나무뿌리껍질

이뇨작용이 있어서 부종을 치료하고 위열을
잘 내려 위염에 효능이 있다. 변비, 옹종 등 단
단하게 응결된 것들을 푸는 작용도 있어서 민
간에서 많이 활용했다.

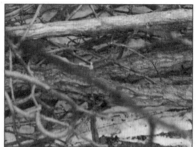

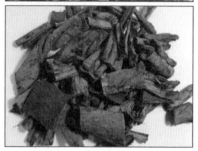

식욕이 떨어지고
기운이 없는 사람에게

: 보중익기탕(補中益氣湯) :

유난히 '기운이 없다'라는 말을 자주 하는 지인이 있다. 보양식을 먹어줘야 하는 것 아니냐며 물어올 때면 호응을 하면서도 한편으로는 안타까움을 숨길 수가 없다. 본인도 기운을 채워줄 좋은 음식의 필요성을 잘 알고 있으나 정작 자신의 소화기 건강을 정확히 이해하지 못한다는 아쉬움이 커서 그렇다. 내가 보기에 매일 먹는 음식 면면이 보양식 아닌 것이 없을 만큼 좋은 음식들이다. 그런데 왜 입버릇처럼 기운 없다, 기운이 빠진다 하며 살까?

흔히 말하는 기운(氣運)의 기(氣)에는 여러 의미가 함축되어 있다. 곡식[米]의 맑고 좋은 에너지를 올바르게 흡수하여 순조롭게 몸에 흐르게[气] 하는 힘을 일컫는다. 이러한 맑고 좋은 에너지를 소화와 흡수라는 기전을 통해 몸이 활용할 수 있도록 돕는 장기가 소화기(消化器)이다.
이 사람의 평소 식습관을 살펴보면 비교적 먹기는 잘한다. 이를 통해 유추해보면 소화에는 별 문제가 없다. 최소한 소화불량이 있다면 식욕저하를 비롯해 복통, 복부팽만 같은 음식을 잘 먹지 못하는 기타 증상이 많이 발생한다. 그래서 소화기의 다른 기능인 흡수기전에 문제가 있으리라는 가정에 무게가 실린다.

한의학의 관점에서 소화기질환은 입에서 항문까지 이르는 장기의 이상 소견이다. '잘 먹고 잘 싸는 것이 건강에 가장 중요하다'는 옛말이 있듯이 소화기 건강은 인체의 건강 유지를 위해 가장 중요한 요점이라 할 수 있다. 먹는 것에서 배설에 이르기까지 음식물을 분해해서 소화하고, 필요한 영양소는 흡수하고 찌꺼기나 불순물을 배출하는 것에 관여된 모든 장기가 건강해야 한다.

아무리 좋은 산해진미가 있다 한들 내 몸으로 흡수하지 못한다면 입을 통해 들어와서 잠시 머물다 배설되는 번거로움만 있을 뿐이다. 비단 음식뿐이겠는가. 아무리 좋은 영약을 먹었다 해도 올바로 흡수하지 못한다면 아무 의미 없이 돈만 낭비한 셈이다.

그럼 어떻게 하면 소화와 흡수를 정상화해서 일신의 기운을 풍요롭게 할 수 있을까? 그 답을 먼 데서 찾지 말고 우리 곁에 있는 자연에서 찾기를 권한다. 언젠가 집 앞 텃밭에서 일을 마치고 돌아오는 길에 근처 개울가에 핀 작은 들꽃을 유심히 들여다보았다. '어떻게 자연에 속한 것만으로 이렇게 건강하고 예쁜 꽃을 피울 수 있을까?' 부러움 가득한 의문이었다. 그 흔한 비료나 농약 한 번 준 적 없고, 높이 자란 잡초를 뽑아준 적도 없는데 말이다.

우리가 겉으로 보는 식물은 토양에서 물과 양분을 흡수하고, 태양의

김민철 박사의 약초치유

기운을 에너지로 전환하는 생리작용을 통해 자연의 충만한 기운을 누리며 산다. 그런데 눈에 보이는 게 다일까? 좀 더 자세히 들여다보면 식물의 주요 먹거리라 할 수 있는 토양 속에는 물과 함께 무기영양소인 미네랄이 있다. 미네랄은 식물의 대사에 관여하는 중요한 영양소이다.

대표적인 미네랄로 유황(S), 마그네슘(Mg), 아연(Zn), 칼슘(Ca), 칼륨(K), 인(P), 철(Fe), 구리(Cu) 등이 있으며, 이 무기영양소들이 식물의 체내로 쉽게 흡수되기 위해서는 미생물의 도움이 필요하다. 즉 미생물이 만들어낸 유효성분들의 결합이 있어야 미네랄이 식물의 뿌리를 통해 흡수될 수 있다. 그러나 현대에는 농약이나 환경오염 등으로 인해 그 분포량이 과거 30년 전에 비해 현저히 떨어진다는 연구 결과들이 보고되고 있다. 이 때문에 미생물이 충분하지 못한 토양에서 자란 식물들은 겉모양은 충실해 보여도 미네랄 성분이 매우 빈약하다.

식물이나 사람의 몸은 필수영양소의 대부분을 만들어내지 못하기 때문에 외부 공급원으로부터 받아들여야 한다. 특히 미네랄은 더욱 그렇다. 이런 미네랄은 미량이지만 우리 몸의 신진대사와 호르몬의 균형, 면역력 유지 등 생명유지 활동에 매우 중요하다. 그만큼 식물을 통한 미네랄의 흡수가 매우 중요하다.

식물이 토양에서 미생물의 도움으로 미네랄을 흡수하는 방식처럼, 우리 몸의 흡수기전도 매우 비슷하다. 인체에 필요한 미네랄을 포함한 영양성분을 음식을 통해 충분히 먹었다고 해도 장내 미생물 환경이 나쁘면 흡수량이 현저히 줄어든다. 그로 인한 신진대사 이상, 호르몬 불균형, 면역체계 이상 등이 생겨 결국 질병에 걸린다고 알려져 있다. 현대 의학계에서도 장내미생물들이 양분의 소화흡수뿐만 아니라 면역체계의 정상화에도 중요한 역할을 담당한다는 사실이 정설로 받아들여진다.

내가 어렸을 적만 해도 음식에 대한 선택권이 거의 없었다. 배고픔을 면하고 끼니를 때우는 의미가 컸고 반찬투정이라도 할라치면 어른들이 불호령을 내렸다. 지금은 도처에 맛집이 즐비하고 TV에서는 먹방으로 침샘을 자극한다. 풍요로움의 역습. 먹거리는 다양해졌지만 그로인한 질병과 질환도 늘었다. 먹을 게 없던 시절에는 들어보지도 못한 병명들이 먹방의 반대편인 건강 프로그램에 등장한다. 이제 어떤 음식을 먹어야 할 것인가가 또 하나의 이슈가 되었다.

좋은 음식이라고 하면 최소한 입이 즐거운 음식이란 의미보다, 장내 미생물 환경에 좋은 음식이어야 한다는 말로 확대시켜야 한다고 본다. 미네랄이 풍부한 살아 있는 물을 마시고, 인체에 유익한 미생물이 좋아할 음식을 섭취하는 것이 '잘 먹는다'는 의미여야 하고, 가공식품이나 체내 미생물 환경을 저해할 수 있는 약물을 최소화하는 식생활이 건강을 지키기 위한 첫걸음이 돼야 한다. 건강의 척도라고 할 수 있는 '황금 똥'을 누고 싶다면 반드시 지켜야 할 일이다. 진정한 미식가란 입의 즐거움보다 내 몸을 지키는 작은 친구들, 내 몸 안의 의사들인 유익 미생물이 좋아할 음식을 먹는 사람이라고 본다.

한약은 약 이전에 식물이었다. 꽃이 그렇고, 줄기, 잎, 뿌리가 그렇다. 약재 고유의 유효성분이 있어서 효능을 발휘하겠지만, 한약재만의 공통점이라 할 수 있는 풍부한 미네랄 공급원이라는 좋은 기능을 하나

김민철 박사의 약초치유

더 가졌다는 사실에 주목한다. 특히 양분 흡수에 특화된 뿌리의 특성
상 뿌리약재는 다른 약용 부위에 비해 월등히 높은 미네랄 함유량이 측
정된다.

평소 식욕과 기운이 없는 사람들에게 가장 먼저 권할 수 있는 대표
적인 약재처방은 보중익기탕이다. 보중익기(補中益氣)라는 명칭에서도
알 수 있듯이 중초(中焦−소화기 중 비위가 속해 있다)를 보(補)하고 기운[氣]
을 더하는[益] 처방이란 뜻이 담겨 있다. 약재 구성을 살펴보면 황기,
인삼, 백출, 당귀가 주약이다. 황기는 깊은 뿌리를 내리는 약재로 인삼
과 함께 기운을 돋우는 효능이 있다. 인삼은 잘 알려진 대로 최소 4년
에서 6년의 지력(地力)을 응축해서 담아낸 약재이다. 백출은 토양의 습
기를 다 빨아들여 저장할 만큼 양분 흡수력이 대단한 뿌리약재이다.
백출이 건위작용이 강한 이유도 이 때문이다. 당귀는 보혈(補血)약을
대표하는 중요 약재로 활용될 만큼 철분, 마그네슘 같은 미네랄을 많
이 함유하고 있다.

언급한 다섯 가지 약재 모두 토양 미네랄을 풍부하게 담을 만한 생장
특성을 가지고 있다. 소화와 흡수 모두 정상화시킬 수 있으며, 저하된
기혈을 보충해주는 효능까지 발현한다. 명약처방이라 불릴 만한 소화
기 대표처방이 보중익기탕(補中益氣湯)이다.

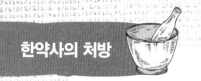

○ 보중익기탕(補中益氣湯) ○

약재

황기(黃芪) 6g

인삼(人蔘), 백출(白朮), 감초(甘草) 각 4g

당귀(當歸), 진피(陳皮) 각 2g

승마(升麻), 시호(柴胡) 각 1.5g

달이기

위 약재의 용량은 한 첩 기준이며, 하루 3회 복용을 기준으로 하면 두 첩이 하루 분량이다. 한 첩을 끓일 때 물은 200~300cc를 넣고 처음에는 강불로 한소끔 끓인 후 가장 약한 불로 뭉근히 달여서, 약물이 100~120cc 정도 되면 불을 끄고 적당히 식혀서 1회 분량으로 복용하면 된다.

이때 찌꺼기는 버리지 말고 보관했다가 두 번째 끓이고 난 후의 약재 찌꺼기와 함께 재탕해서 세 번째 복용할 약물을 만들면 된다. 재탕은 약물의 양이 많기 때문에 물도 두 배로 넣지만 용출된 약물은 앞서 복용했던 양(100~120cc)과 똑같이 하면 된다.

약을 달이는 용기는 강화유리나 뚝배기면 충분하고, 위에서 말한 물의 용량은 끓어서 증발하는 방식으로 만들 때 적용한 양이다. 한약을 달이는 자동기계는 물의 증발 없이 만들어지는 경우가 많으므로 해당 기구의 사용법을 따르면 된다.

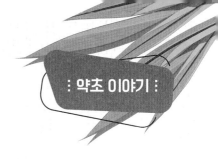

: 약초 이야기 :

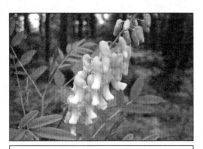

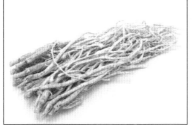

황기(黃芪) – 단너삼

인삼과 함께 폐(肺)와 비(脾)에 작용하여 보기 (補氣)하는 대표적인 약재이다. 기가 허해서 지나치게 땀을 많이 흘리거나, 상처가 잘 아물지 않을 때 활용하면 좋다. 특히 소화기가 약해 힘이 없고 피로가 쉽게 쌓이며, 폐의 기운이 약해 목소리가 가늘고 감기가 자주 걸리는 경우에도 효과가 있다.

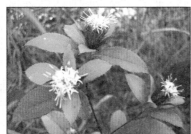

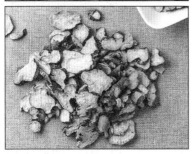

백출(白朮) – 삽주뿌리

따듯한 성질이 있고 습을 잘 제거해주기 때문에 비위(脾胃)의 기능을 돕고 기운을 북돋운다. 주요 효능은 비위를 튼튼하게 하는 것이고, 명치끝이 그득하게 아프고 구토와 설사를 할 때 효과가 좋다. 또한 임산부의 태동이 불안한 증상을 개선하는 데에도 효과가 있다.

당귀(當歸)

한약재 중에서 보혈(補血) 작용이 가장 우수한
약재이다. 그래서 빈혈이나 어혈로 인한 혈행
장애, 통증에 많이 활용한다. 또한 장의 연동
운동을 활발하게 해주므로 가스 배출을 원활
하게 하고 장의 양분 흡수를 돕는다. 빈혈, 월
경불순, 두통, 신체허약, 변비, 어혈 치료에 널
리 쓰인다.

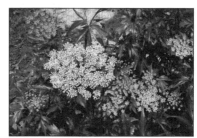

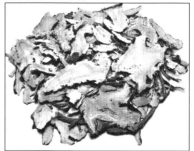

승마(升麻)

기운을 위로 끌어올리는 작용이 특기인 약초
이다. 해독작용을 하며, 폐와 위의 열독을 풀
어주므로 폐열과 위열 증상인 두드러기, 발진
치료에 활용한다. 최근에는 추출 성분이 천연
여성호르몬 대체약물로 개발되어 시판되고
있다.

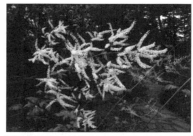

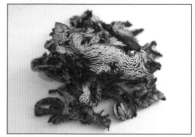

김민철 박사의 약초치유

만성변비로 하늘이 회색으로 보이는 사람에게

: 을자탕(乙字湯) :

　건강을 위한 최소 충분조건이라 할 수 있는 잘 싸기는 누구나 쉽게 할 수 있을 것 같지만, 결코 그렇지 않다는 것을 많은 광고에서 잘 보여준다. 변비약 광고를 보면 예전에는 대부분 미모의 젊은 여성이 모델이었는데, 최근에는 유명한 노년 남녀 배우들이 모델로 자주 나온다. 젊은 층부터 노년층까지 변비에 안전지대는 없다는 것을 잘 말해주고 있다.

　젊은 여성이 모델인 이유는 여성이 변비로 불편을 더 많이 겪고, 젊고 예쁜 여성의 말 못할 고민인 변비를 숨기지 말고 당당히 말하라는 메시지를 담고 있다. 노년의 배우들이 광고에 등장하게 된 동기도 변비가 젊은 층보다 노년층에 훨씬 쉽게 발생하기 때문이며, 노년층의 대표적인 소화기 질환인 변비를 더 적극적으로 알리고 치료에 도움을 줌으로써 삶의 질을 높이려는 의도로 기획된 것으로 보인다.

199

변비 증상이 남성보다 여성에게 좀 더 많은 이유로 신경성 스트레스가 더 많고 다이어트 등으로 인한 불규칙적인 식생활, 황체호르몬의 분비 등이 원인이다. 과도한 스트레스는 소화기를 비롯한 장의 기능을 위축시켜 연동운동에 문제를 일으키고, 불규칙한 식생활은 부족한 섬유질 섭취와 규칙적인 장운동을 억제하는 효과를 낼 수 있다. 또한 황체호르몬은 대장의 연동운동을 방해한다는 연구 결과가 보고되었는데, 이 호르몬이 분비되는 기간인 임신 중이나 생리 전에는 많은 여성들이 평소보다 배변활동에 어려움을 겪는다. 물론 그 기간이 지나면 대부분 자연스럽게 정상 배변활동을 한다.

광고를 보다가 공감이 가는 부분이 있었다. 화장실 변기에 앉아 인상을 찌푸리고 힘을 주며 이렇게 외친다. "변이 안 나와서 하늘이 그레이색이야!" 그만큼 고충이 큰 것이다.

만성변비는 겪어보지 않고는 그 고통을 알기 어렵다. 그만큼 삶의 질을 떨어뜨리는 질환이다. 여성들의 경우 안색이 나빠지고 피부도 거칠어지며, 화장도 잘 먹지 않아 생기가 없어 보인다. 또 변비로 아랫배가 나오고 복부팽만이 생기면서 가스가 시도 때도 없이 나온다. 주위의 눈치가 보이는 것도 고민인데, 장내에서 이상 발효된 독소는 장 주변 혈관을 통해 간으로 흡수돼 해독되지만, 오래 반복되면 간 기능이 저하될 수 있다. 구취나 두통, 복부팽만과 메스꺼움, 불면증, 두드러기나 아토피 같은 자가면역질환까지 변비로 인해 생기거나 악화될 수 있다.

변비를 질병으로 부르지는 않지만 다른 병증 발생에 관여할 수 있으므로 그냥 지나칠 수 없는 건강의 적신호로 받아들여야 한다.

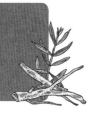

다이어트 후 습관성 변비로 악화된
30대 여성의 사례

환자는 미혼의 직장 여성으로 3교대 근무를 했다. 평소에 변 보기가 약간 힘들 때는 있었으나 변비라고 느낄 정도는 아니었다고 한다. 그러다 지인의 소개로 3개월 전에 다이어트 제품을 먹었는데, 시작한 지 일주일 후부터 변을 보기 힘들고 배에 가스가 많이 차면서 더부룩한 증상이 심해졌다. 또

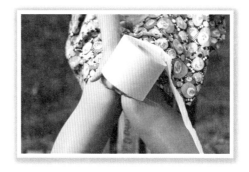

한 두통이 생기고 얼굴, 목, 등에 뾰루지가 많이 올라와서 거울을 볼 때마다 우울하다고 했다.

처음에는 식사량이 줄어서 변이 잘 안 나온다고 생각했고 스스로 답을 찾으면서 장에 좋다는 유제품을 먹으며 개선되기를 기다렸는데 별 차도가 없었다. 지금은 일주일에 1~2회 변을 보는데, 그것도 약국에서 구입한 변비약을 먹어야 가능하다고 했다. 변비약을 먹으면 배가 몹시 아파서 신경 쓰였는데, 2개월 정도 인위적인 방법으로 치료하다 보니 약을 먹어야 화장실에 갈 수 있는 습관성변비로 고착되는 것 같아 걱정이 된다며 찾아왔다.

환자는 교대근무 특성상 규칙적인 시간에 식사와 배변을 하지 못했다. 하복부와 손발이 차다고 할 만큼 혈액순환에도 문제가 있었다. 최근에 다이어트를 하면서 식사량을 급격히 조절했고 소화기의 움직임이 더 위축되었다. 하복부의 냉기가 장의 연동운동을 줄이면서 가스와 복부팽만으로 악화된 것 같았다. 다이어트를 중단하고도 식욕과 기운이 없고 머리가 아픈 증상은 늘었으

며, 줄어든 식사량에 비해 체중은 오히려 더 늘었다고 하니 예측 가능했다.

비교적 변비 증상이 오래되지 않았고 젊은 환자였기 때문에 만성변비나 노인성 변비 치료에 대표적인 을자탕(乙字湯)을 2주간 복용하게 하면서, 증상의 완화와 생활습관 교정을 통해 치료와 재발을 막는 것에 역점을 두었다. 을자탕은 장에 쌓인 독소를 배출하는 효과가 있으며, 장내 혈행을 개선해서 냉증을 치료하며, 신경성을 완화하는 효과가 있다. 변비에 특화된 한약처방이다.

먼저 아침에 일어나서 화장실에 가야 한다는 고정관념을 바꾸게 했다. 3교대 근무 특성상 매일 아침 시간을 맞추기가 어렵고, 집이 아닌 직장에서의 배변 활동은 거의 불가능한 환자의 특성도 고려했다. 아침저녁 편한 시간에 하루 1~2회 배변 활동을 시도하는 것으로 치료를 시작했다.

충분한 섬유질 섭취를 위해 충분한 물과 함께 데친 양배추, 바나나, 사과를 주스로 만들어서 식사 때마다 마시게 했다. 또 화장실 가기 전 30분 동안 배를 시계방향으로 크게 원을 그리면서 마사지하는 장운동을 하게 했다.

한약 복용 2일째 되는 날에 변의를 느껴 화장실에 갔는데 양이 얼마나 많은지 스스로 놀랐다고 했다. 을자탕을 2주간 더 복용하게 했고, 그 후에는 장에 도움을 주는 과일야채주스만 복용하게 했다. 그랬더니 정상 배변이 가능한 정도까지 호전되었다.

변비 치료는 자연스럽게 장 환경이 개선되면서 증상이 사라지면 가장 좋은 치료이다. 그래서 한약의 복용도 배변의 정상화가 어느 정도 이어질 때 중단한다. 장의 이상발효는 장내 유익미생물의 환경이 약해진 결과로 나타나는데, 장의 낮은 온도와 예민한 성격도 원인이 될 수 있다.

장에 좋은 과일야채주스는 쉽게 식재료로 활용할 수 있는 것들로 구성했으며, 풍부한 섬유질은 장내 미생물에게 편안한 휴식처를 제공해서 유익 미생물의 높은 활성을 유지하는 데 도움을 준다. 그 결과 장의 유해균에 의해 발생하는 이상발효 독소 배출량이 감소해서 피부 염증이 사라지고, 배변 활동을 도와 정상 변을 만드는 역할을 충실히 한다.

노인성 변비로 고생하는 70대 할머니의 사례

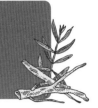

70대 후반의 이 환자는 5년 전부터 갑자기 변비가 생겼다고 한다. 그전에는 변비라는 생각을 한 번도 해본 적이 없을 만큼 배변에 문제가 없었는데, 5년 전부터는 조금씩 힘들다는 느낌이 들더니 급기야 변비약을 먹지 않으면 일주일 내내 변을 보지 못하는 상황까지 이르렀다. 대장내시경 검사에서도 특별한 이상은 없었고 노인성 변비와 치질이 진행 중이라는 진단을 받았다.

변을 힘들게 볼 때마다 약간의 출혈이 있었는데, 변비 때문에 직장 부위가 손상돼 출혈이 생긴 정도로 알고 대수롭지 않게 생각하다가, 수술을 염두에 둬야 할 치질이라는 진단을 받고 적잖이 놀란 모양이다. 그러다 최근에는 변비약으로도 해결되지 못하는 상황이 돼서 간헐적으로 관장약을 써야 하는 상태까지 진행되면서 내원한 환자였다.

우리 몸은 나이가 들수록 윤택함이 줄어들고 건조해지는데 한의학에서는 이를 '진액고갈'이라고 한다. 진액은 인체 내부에 존재하는 수분, 즉 땀, 눈물, 침, 혈액, 정액, 장액을 통칭하며 '진(津)'과 '액(液)'을 합한 말이다. 진은 대장이 주관하고 액은 소장이 주관한다고 했고, 대장과 소장은 위에서 영양분을 받아 진액을 위쪽으로 올려 피모(皮毛)에 공급하며 윤택하고 튼튼하게 해준다. 음식 섭취와 흡수에 문제가 발생하면 위기(胃氣)가 부족해져서 몸의 진액이 말라버리는데, 이는 대장과 소장이 받아들일 것이 없어지기 때문이라고 했다.

대부분의 노인들은 입이 마르고, 눈이 침침하며, 관절이 부드럽지 못한 진액 부족 증상을 갖고 있다. 진액고갈이 노화의 자연스러운 일부분인 것이 어쩌면 인간도 시간을 거스를 수 없는 자연의 일부여서가 아닐까.

노년층의 소화기가 약해진 이유도 소화관의 선(線) 분비가 약해진 탓으로 소화 흡수가 줄어들 수밖에 없고 이는 다시 진액부족으로 이어지는 악순환을 일으킨다. 윤택함을 잃어버린 장은 탄력이 줄고, 건조해진 장벽의 자극도 연동운동을 위축시키는 결과를 초래해서 배변이 힘들어진다. 또한 배변이 힘든 만큼 무리한 힘을 주면서 변기에 오래 앉아 있는 경우가 많은데, 이 때문에 항문 주위의 혈류를 정체시키는 결과를 초래해서 치핵, 치열 증상으로 발전할 수 있다. 변비 환자가 피해야 할 나쁜 습관이다.

치료는 먼저 수분을 많이 보충해서 부족해진 진액을 보충하고, 열을 내려서 위축된 장을 풀어주며, 정체된 기운의 소통을 원활하게 하는 효과가 있는 을자탕을 가감해서 2주간 처방했다. 충분한 수분 섭취도 중요하지만 섭취한 물이 편안하게 흡수가 돼야 하는 숙제도 남아 있어서, 소화기가 가장 빠르게 흡수할 수 있는 수분인 천연식초를 희석한 물을 수시로 마시게 했다.

천연식초는 발효과정을 통해 에너지 대사에 필요한 유기산이 풍부하며, 장 환경을 개선하는 효과와 함께 우리 몸의 에너지대사를 원활히 하는 효과를 준다. 그리고 바나나를 하루 2~3개 정도 드시게 했다. 바나나는 풍부한 섬유질을 함유하면서 기운으로의 전환이 쉽고 빠른 과일이다. 가격도 저렴해서 쉽게 구할 수 있고, 맛도 신맛이 없어서 노인이 드시기에 안성맞춤이다. 장 건강에 좋은 보약 같은 과일이다.

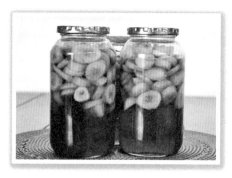

• 바나나 식초 •

약제처방을 드신 지 5일 정도 지나서부터 사탕처럼 딱딱하고 둥글둥글했던 변이 한 덩이 형태를 이루면서 나오기 시작했고 2주 정도 치료했을 때는 2~3일에 한 번씩 변을 보셨다. 조금씩 부드러워진 덕에 항문의 출혈증상은 없었고 배변 시 덜 신경이 쓰인다고 했다.

이 환자는 노인성 질환의 특성이 뚜렷했기 때문에 을자탕 처방을 2주씩 4회 처방했으며, 생활습관 교정을 위해 세 가지를 병행하도록 당부했다.

첫째는 충분한 수분 섭취인데, 천연식초를 물에 희석해서 자주 마시는 방법이다. 나이 드신 분들은 신맛에 대한 거부감이 많아서 약하게 시작할 필요가 있고, 위에 부담감을 느낄 수 있어서 적은 양부터 천천히 늘리면 좋다.

두 번째는 섬유질이 풍부한 음식 섭취이다. 바나나, 사과, 키위 같은 과일과 고구마, 밤 같은 음식은 섬유질이 풍부해서 몸에 좋은 것을 알지만, 신경 써서 찾지 않으면 먹기가 쉽지 않다. 꼭 실천할 것을 강조해서 말씀드렸다.

세 번째는 적당한 운동이다. 걷는 운동부터 복식호흡, 손으로 배를 자극하는 장운동, 따뜻한 물에 하체를 담그는 반신욕까지, 어떤 운동이든 좋으니 가능한 방법을 찾아서 하루 2~3회 꾸준히 해보실 것을 권했다.

건강하게 장수를 누리려면 다섯 가지 맛[五味] 중에서 세 가지를 멀리하고 두 가지는 가까이하라고 했다. 멀리 할 세 가지 맛은 단맛, 매운맛, 짠맛이고, 가까이 할 두 가지 맛은 신맛과 쓴맛이다. 가까이 하면 좋은 두 가지 맛은 장 건강을 위해서도 매우 좋다. 을자탕과 식초요법을 함께 활용한 의미이기도 하다.

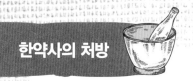
○ 식초 희석물 만들기 ○

재료

천연 감식초 30~40cc,

물 1L, 매실 농축액 약간

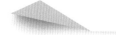

만들기

식초는 천연 감식초를 사용했고 물 1L에 감식초 30~40cc부터 시작해서 최대 80cc까지 증량해서 먹으면 된다. 이때 매실 농축액이나 오미자 농축액을 약간 넣어 먹으면 신맛이 덜해져서 훨씬 좋다. 단 당뇨병이 있는 환자는 넣지 않고 사용한다.

○ 을자탕(乙字湯) ○

약재

당귀(當歸) 12g, 시호(柴胡) 8g,

황금(黃芩) 6g, 대황(大黃) 3~6g,

승마(升麻) 3g, 감초(甘草) 6g

달이기

위 약재의 용량은 한 첩 기준이며, 하루 3회 복용을 기준으로 하면 두 첩이 하루 분량이다.

한 첩을 끓일 때 물은 200~300cc를 넣고 처음에는 강불로 한소끔 끓인 후 가장 약한 불로 뭉근히 달여서, 약물이 100~120cc 정도 되면 불을 끄고 적당히 식혀서 1회 분량으로 복용하면 된다.

이때 찌꺼기는 버리지 말고 보관했다가 두 번째 끓이고 난 후의 약재 찌꺼기와 함께 재탕해서 세 번째 복용할 약물을 만들면 된다. 재탕은 약물의 양이 많기 때문에 물도 두 배로 넣지만 용출된 약물은 앞서 복용했던 양(100~120cc)과 똑같이 하면 된다.

약을 달이는 용기는 강화유리나 뚝배기면 충분하고, 위에서 말한 물의 용량은 끓여서 증발하는 방식으로 만들 때 적용한 양이다. 한약을 달이는 자동기계는 물의 증발 없이 만들어지는 경우가 많으므로 해당 기구의 사용법을 따르면 된다.

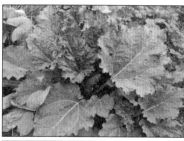

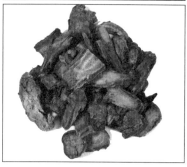

대황(大黃) — 장군풀

장관(腸管)에 쌓인 독소를 배변시키는 작용이 있고, 장의 열을 식혀준다. 사하(瀉下)작용, 항균작용, 체온강하작용, 담즙분비촉진작용 등이 있다. 대황의 유효 성분은 장의 연동운동을 촉진해 배변을 돕는 동시에 소장의 영양물질 흡수에는 장애가 되지 않게 한다. 열독으로 인한 두통, 혈열로 인한 코피, 토혈, 생리 이상 등에 효과가 있다.

잠시도 방심할 수 없는
절박감 안겨주는 설사에

: 위령탕(胃笭湯) :

결혼을 세 달 앞둔 28세 신부가 수심이 가득 차서 찾아왔다. 부모님과 함께 왔는데 외국에서 유학하다 결혼을 앞두고 입국한 딸과 예비신랑의 체력을 키워주려는 목적으로 데려오셨단다.

결혼을 앞둔 신부는 드레스를 예쁘게 입고 싶은 마음에 다이어트를 열심히 한다지만, 첫인상으로는 여윈 몸에 얼굴이 창백하고 힘이 없어 보였다. 소화기질환 환자의 특성이었다. 왜 이렇게 말랐는지, 이 정도의 체력으로 어떻게 유학생활을 했는지 등 그동안의 고충을 털어놓았다. 듣는 나도 무척이나 안타까웠던 환자였다.

고등학교 다닐 때 시험만 다가오면 배에 가스가 찼고, 배가 살살 아프면서 설사를 반복했는데, 시험이 끝나면 언제 그랬냐는 듯 잠잠해지기를 반복했다고 한다. 그러다 고3 때는 정도가 심해져서 급기야 수능 전날에는 심한 설사로 발전해 화장실을 전전하다 늦은 밤에 응급실에서 치료를 받고 시험 당일에 시험장으로 갔다고 했다.

병원에서 여러 가지 검사를 받아본 결과 특별한 원인과 이상을 발견할 수 없는 신경성 소화기질환으로 과민성대장증후군이라는 진단을 받았다고 한다. 이런 몸으로 멀리 타국에서 외롭고 힘든 유학생활을 했으니, 환자의 몸이 그렇게 보였던 이유가 충분히 이해됐다. 아울러 더 큰 문제는 인륜지대사인 결혼식이 코앞에 다가왔고, 당분간 긴장의 연속인 생활을 이어가야 한다는 점이었다.

과민성대장증후군은 바이러스 감염이나 음식 이상 등의 원인이 아니라, 스트레스를 받았거나 특정 음식을 먹은 후 속이 불편하고 가스가 많아지면서 통증과 설사, 혹은 변비가 나타나는 증상이다. 간혹 찬물에 손을 담그기만 해도 화장실로 달려가야 할 만큼 급박한 상황이 일어나기도 해서, 이 질환을 안고 사는 환자의 고충은 이루 말할 수 없다.

더 큰 문제는 과민성대장증후군에 대한 건강보험심사평가원의 자료에 따르면 병원에서 진료 받은 소화기질환 환자 중 약 30%를 차지할 만큼 흔한 질환이지만 아직까지 명확한 치료법이 없고, 원인으로 지목되는 스트레스가 넘쳐나는 세상이라는 데 있다.

과민성대장증후군은 일부 원인이라 할 수 있는 생활습관에 따라 증상이 더 심해지거나 완화되기를 반복한다. 지나친 스트레스와 긴장감이 가장 큰 원인으로 지목되지만, 불규칙한 식사 및 폭식, 자극적인 음식, 커피나 담배, 탄산음료도 증상을 악화시키는 요인으로 알려져 있다.

앞서 언급한 대로 과민성대장증후군의 가장 큰 증상은 복부팽만감, 복통, 설사나 변비 등 소화기가 불편한 증상들이다. 대부분 소화기질환의 특성상 둔화된 소화기의 움직임이 원인이 되어 나타나는 증상이 많은데, 앞에 소개했던 평위산(186쪽)이 좋은 처방이 될 수 있다.

그리고 우리 몸의 물길을 잘 잡아주면서 하초를 따듯하게 유지시켜줄 처방이 필요한데 오령산(五苓散)이라는 약재처방이 적합하다. 우리 몸의 물길은 두 갈래인데, 하나는 대변 길이고, 하나는 소변 길이다. 설사를 예로 들면 물길이 대변 길로 많이 쏠리면서 소변의 양이 급격히 줄어드는 이치를 이렇게 설명할 수 있다.

오령산은 대변 길로 과도하게 넘어간 물을 소변 길로 돌려주는 특성을 가지면서 우리 몸에 필요한 진액은 손상시키지 않는 좋은 힘을 가진 약재처방이다. 이렇게 소화기질환에 특화된 처방인 평위산(平胃散)과 수도(水道)를 다스리는 요약인 오령산을 더한 것이 위령탕(胃苓湯)이다.

예비신부도 위령탕 위주의 처방과 부족해진 소화기의 기운을 보충해주는 보중익기탕을 활용한 치료를 시작했다. 무엇보다 중요한 올바른 생활습관 개선을 통해 스트레스를 이겨낼 수 있는 회복탄력성을 키우는 것에도 중점을 두었다. 사실 생활습관의 개선에 특이할 만한 사항은 없었다. 워낙 치료를 위한 환경이 좋지 않은 외국에서의 생활이었기 때문에 자극적인 기호식품이나 인스턴트음식은 스스로 절제하는 편이었다.

이번 경우처럼 환자들은 스스로에게 나쁘다는 음식은 이미 잘 알고 있는 경우가 많다. 음식에 따른 증상의 변화를 잘 알기 때문이다. 단지 알면서도 바꾸거나 끊기가 어렵다고 생각하기 때문인지 잘못을 반복하는 경우가 많은 것이 문제라면 문제일까?

또 하나로 적절한 운동이나 스트레스를 줄일 수 있는 방법을 찾아야 했다. 누구에게나 동일한 방법은 될 수 없으나 이 환자에게는 좋은 기회가 될 수 있는 방법이 있었다. 바로 사랑하는 예비신랑을 활용하는 방법이다. 먼저 자신의 문제를 자세히 알리고 사랑하는 사람의 도움을 요청하는 것이다. 지지와 위로만큼 스트레스에 효과적인 약도 없다. 그리고 함께 운동을 시작하는 것이다.

운동도 습관처럼 꾸준함이 좋으나 이 또한 쉽지 않다. 그럴 때 함께 운동하면 서로에게 동기부여가 되고, 스트레스 치료에 도움이 되고, 돈독한 사랑까지 키울 수 있다고 권유했다.

결혼은 사랑하는 사람과 둘이 하나 되며 함께하는 시작점이다. 결혼 전이라면 반품할 수 있다. 그러나 결혼한 후라면 반품이 아닌 평생 A/S다. 그 사람의 모든 것을 있는 그대로 사랑할 수 있는 사람이라면, 결혼은 이미 두 사람의 삶을 리셋할 수 있는 좋은 기회라고 말해주었다.

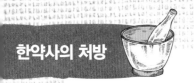

○ 위령탕(胃笭湯) ○

약재

평위산 : 창출(蒼朮), 후박(厚朴), 진피(陳皮) 각 4g

오령산 : 백출(白朮), 저령(豬苓), 택사(澤瀉), 적복령(赤茯苓), 백작약(白芍藥)

각 4g

육계(肉桂), 감초(甘草) 각 2g

생강(生薑) 3편, 대조(大棗) 2개

달이기

위 약재의 용량은 한 첩 기준이며, 하루 3회 복용을 기준으로 하면 두 첩이 하루 분량이다. 한 첩을 끓일 때 물은 200~300cc를 넣고 처음에는 강불로 한소끔 끓인 후 가장 약한 불로 뭉근히 달여서, 약물이 100~120cc 정도 되면 불을 끄고 적당히 식혀서 1회 분량으로 복용하면 된다.

이때 찌꺼기는 버리지 말고 보관했다가 두 번째 끓이고 난 후의 약재 찌꺼기와 함께 재탕해서 세 번째 복용할 약물을 만들면 된다. 재탕은 약물의 양이 많기 때문에 물도 두 배로 넣지만 용출된 약물은 앞서 복용했던 양(100~120cc)과 똑같이 하면 된다.

약을 달이는 용기는 강화유리나 뚝배기면 충분하고, 위에서 말한 물의 용량은 끓어서 증발하는 방식으로 만들 때 적용한 양이다. 한약을 달이는 자동기계는 물의 증발 없이 만들어지는 경우가 많으므로 해당 기구의 사용법을 따르면 된다.

저령(豬苓) – 참나무, 단풍나무 등에 기생하는 구멍장이버섯과 균종

독이 없고 식용보다는 약용으로 쓰이는 버섯이다. 습을 제거하고, 소변을 잘 보게 해서 부종과 배뇨장애 치료에 효과가 있다.

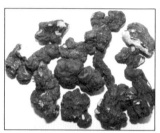

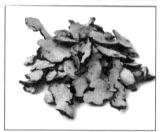

복령(茯苓) – 소나무뿌리 기생 버섯

독이 없으며, 인체의 과도한 수분을 제거하는 효능이 있어 많이 쓰인다. 단순히 습만 제거하는 것이 아니라 비(脾)를 보호하여 정신을 안정시키는 효능이 있다. 정서불안이나 스트레스성질환에도 활용하고 있다. 불필요한 수분을 제거하지만 일신의 정기(正氣)에는 손상을 주지 않는다는 장점이 있다. 약용 부위와 형태에 따라 적복령(赤茯苓), 백복령(白茯苓), 복신(茯神)으로 분류하고 증상에 따라 사용을 달리해서 쓴다. 적복령은 수분의 순환에 더 좋은 효과가 있고, 복신은 마음을 안정시키는 효과가 크다. 총명탕의 처방에 복신을 활용한다.

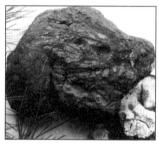

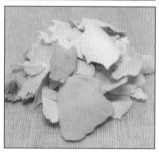

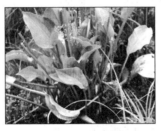

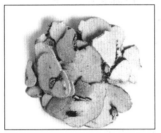

택사

수분이 필요 이상으로 정체된 것을 소변을 통해 배설시키는 효과가 있다. 소변이 잘 안 나오거나, 부종, 설사 때문에 소변양이 적은 증상, 고지혈증, 비뇨기계 염증에 많이 활용한다.

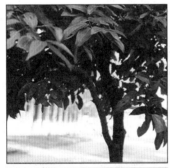

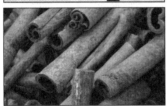

육계 – 계피나무껍질

기본적으로 인체에 온기가 부족해서 생기는 증상이다. 수족냉증과 아랫배가 찬 증상에 널리 활용한다. 비위를 따듯하게 하며, 혈액순환을 원활하게 한다. 손발이 시린 증상, 허리와 무릎이 시리고 아픈 증상, 비위가 차고 소화가 안 되며 설사하는 증상, 아랫배가 차고 아프면서 생리불순이 있는 증상에 쓰인다.

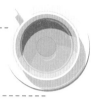

백출(白朮) - 삽주뿌리

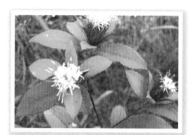 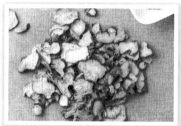

약재 효능

맛은 달고 쓰다. 보익작용과 습을 제거하는 작용을 한다. 쓴맛은 적고 단맛은 많다.

- 평소에 소화력이 약한 사람에게 필요한 약초. 건비(建脾_비가 약한 것을 튼튼하게 함)의 핵심이 된다.
- 태생적으로 소화기가 약하거나 병후 쇠약, 노인의 소화기가 약할 때 쓰면 좋다. 특히 소화력이 약해지면서 위염이 생기기 쉬우므로 위염이 있을 때 활용하면 좋다.
- 창출처럼 비위나 몸에 수분이 정체되어 수독증을 일으키거나 소화불량, 부종의 증상을 개선하는 데 좋다.
- 임신으로 체내 수분이 증가하는데 잉여의 수습을 배출해서 임신을 안정화시킨다.
- 허한(虛汗) 치료에 효과가 있다.

재료	삽주뿌리 30g
방법	물 1L를 넣고 끓인다. 끓기 시작하면 약한 불로 뭉근히 10분 정도 더 끓인다.
복용법	식후나 1일 수 회 편안하게 마신다.
주의점	잘 말려 살짝 볶아서 활용하면 더 좋다.

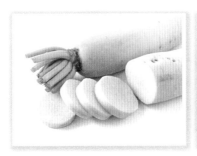 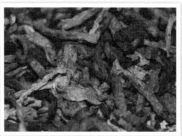

약재 효능

간장질환(황달), 숙취해소, 치질과 만성변비, 비만증, 항암, 피부상처, 타박상, 소화기 질환, 결핵, 호흡기질환에 좋으며 항균 효과가 있다.

- 소화기를 평안하게 하는 효소를 다량 함유하고 있다.
- 간 기능 증진에 도움을 주어 간장질환(황달)에 좋다.
- 숙취해소, 치질과 만성변비에도 효과가 있으며 침침한 눈을 밝게 해준다.
- 소변을 잘 통하게 하고 복수와 비만증에도 효과가 있다.

재료	말려서 볶은 무 30g
방법	물 1L를 넣고 끓인다. 끓기 시작하면 약한 불로 뭉근히 10분 정도 더 끓인다.
복용법	식후나 1일 수 회 편안하게 마신다.
주의점	잘 건조한 무말랭이를 볶아서 활용한다.

산약(山藥) - 마

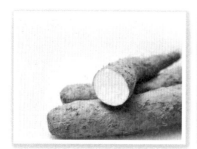 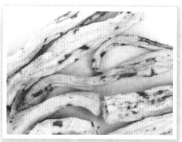

약재 효능

보폐, 보비, 보신작용, 보기생진(補氣生津) 작용, 대하유정(帶下遺精) 증상을 개선한다.

- 인체의 기와 진액을 보충해주고 소화기관의 기능을 돕는 작용이 있어 대표적인 건위제로 쓰인다.
- 폐와 신장의 기운을 북돋는 작용이 있다.
- 따라서 소화기 기능이 약하거나 설사를 할 때, 천식과 기침이 있을 때, 유정과 대하가 있거나 소변을 자주 볼 때, 갈증이 있을 때 주로 이용한다.

재료	잘 건조한 마 가루 적당량
방법	따뜻한 물에 마 가루를 넣고 잘 젓는다.
복용법	식후나 1일 수 회 편안하게 마신다.
주의점	생으로 복용할 때는 적당량의 꿀과 함께 먹는다. 비위가 약해 설사를 잘한다면 말린 산약을 볶은 후 가루 내서 복용하면 좋다.

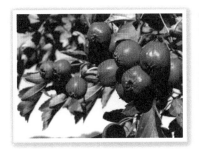 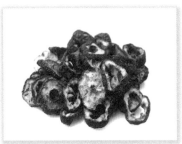

약재 효능

소화불량, 식욕부진, 음식물 중 특히 육류로 인한 식적(食積_먹은 음식물 정체)으로 막힌 기운을 잘 돌게 하는 효과가 있다.

- 비위의 기능을 돕고 소화를 촉진하는 효능이 있다.
- 특히 육류의 지방과 단백질 소화에 좋은 효과를 보인다.
- 어혈과 뭉친 것을 풀고 산후 복통에도 이용한다.
- 법제(가공처리)한 것은 설사를 멈추게 하는 효과도 있다.
- 강압(降壓), 관상동맥혈류량 증가, 강심, 강고혈지, 항균 작용이 있다.
- 비알코올성지방간 치료 효과가 검증됐다. 고지혈증 치료에도 응용한다.

재료	산사 20g
방법	물 1L에 씨를 제거한 산사 20g을 넣고 끓인다. 끓으면 바로 불을 끄고 물을 따라낸다.
복용법	식후나 1일 수 회 편안하게 마신다.
주의점	씨를 제거하고 과육만 건조해서 차의 재료로 활용한다. 너무 오래 끓이면 떫은맛이 난다.

곽향(藿香) - 배초향

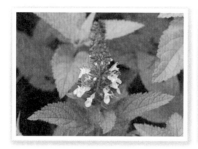 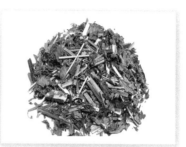

약재 효능

건위(健胃), 발한통기(發汗通氣), 서습증(暑濕證), 여름철 감기, 식욕부진, 소화 장애, 메스꺼움, 구토, 설사 등에 쓴다.

- 위를 튼튼하게 해 소화를 돕고 구토를 멈추게 한다.
- 식욕이 없을 때 효과가 좋다.
- 구토와 복통에 좋다.
- 한기와 열을 번갈아 느끼거나 두통이 있을 때 좋다.
- 가래와 기침을 막아준다.
- 감기와 진통에 효과가 있다.
- 말라리아를 예방한다.

재료	배초향 10g
방법	한 번 끓여서 약간 식힌 물 500cc로 우려낸다.
복용법	식전, 식후 1일 수 회 편안하게 마신다.
주의점	방향성 정유 성분을 활용하는 약제라서 강한 불로 오래 끓이지 않는다.

김민철 박사의 약초치유

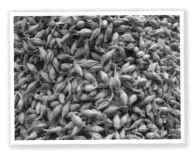 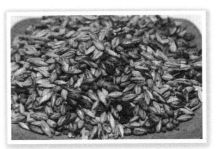

약재 효능

소화불량, 식욕부진, 구토, 설사, 식적으로 인한 울체된 기운을 풀어준다.

- 소화효소와 비타민B가 풍부해서 소화액 분비를 촉진하고, 각종 소화불량 증상에 효과가 있다.
- 식욕부진, 구토, 설사를 다스린다.
- 유즙분비를 억제하고, 유즙의 찌꺼기가 쌓여 유방이 아픈 사람에게 사용하면 효과가 있다.
- 위장질환에 빈발하는 구토, 담도질환으로 입이 쓴 증상, 흉복통 등 여러 가지 소화기질환 증상에 보조약으로 쓴다.
- 병중에 식욕이 없고 소화력이 약하며 설태가 두꺼운 증상에 좋다.

재료	싹을 틔워 말려서 볶은 보리 30g
방법	물 1L를 넣고 끓인다. 끓기 시작하면 약한 불로 뭉근히 10분 정도 더 끓인다.
복용법	식후나 1일 수 회 편안하게 마신다.
주의점	유즙분비 억제작용이 있어서 모유수유 시에는 복용을 금한다.

생강(生薑)

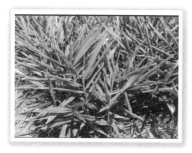 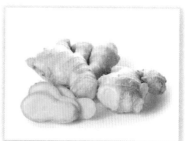

약재 효능

감기, 소화불량, 구역, 혈액순환, 부종 치료에 효과적이다.

- 맵고 따뜻한 성질이 있다. 초기감기, 구토 증상을 치료한다.
- 위, 폐, 비장에 작용한다.
- 음식의 맛을 더해주는 조미료 역할을 한다. 마찬가지로 처방에서도 다른 약재의 효능을 높이거나 부작용을 억제하는 용도로 많이 사용한다.
- 구토를 멈추게 하는 성약이다. 진저롤이 위 점막을 자극하여 소화액 분비를 촉진하고 위산을 억제하여 구토를 멈추게 한다.
- 속이 냉해서 구토하면 반하와 함께 사용하고, 열해서 구토하면 죽여(竹茹)나 황련(黃連)과 함께 사용한다.

재료	생강 4~5g
방법	생강을 잘 씻은 후 겉껍질을 제거하고 강판에 간다. 찻잔에 1큰술 넣고 끓인 물을 부어서 마신다.
복용법	식간, 식후에 한 잔씩, 1일 2~3회 마신다.
주의점	없음

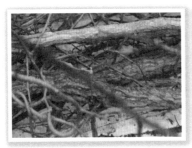 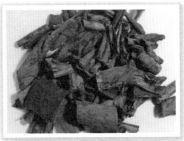

약재 효능

- 소변을 보기가 어렵고 통증을 느끼며 소변에 피가 섞이고 몸이 붓는 증상을 치료한다.
- 종기, 악창, 옴, 버짐, 단독 등 각종 염증질환에 활용한다.
- 위염, 위경련, 속쓰림 증상을 개선한다.
- 특히 비염의 치료제로 많이 활용한다.
- 민간에서는 암 치료제로 널리 쓰인다.

재료	느릅나무껍질이나 뿌리껍질 30g
방법	물 1L를 넣고 끓인다. 끓기 시작하면 약한 불로 뭉근히 10분 정도 더 끓인다.
복용법	식후나 1일 수 회 편안하게 마신다.
주의점	건조한 약재를 물로 씻으면 진액이 녹아 나오기 때문에 오래 씻지 않는다.

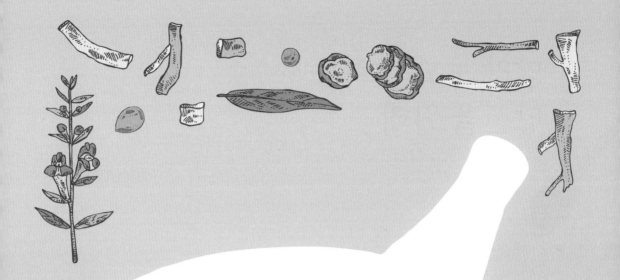

5장

약초와 신경계
_ 신경내과

: 스트레스 이길 장사 없다 :

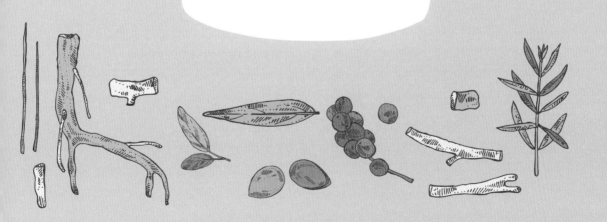

앞만 보고 달려온
당신을 위해

: 쌍화탕(雙和湯) :

시인 이채의 〈중년의 외로움으로 내리는 비〉라는 시에 '새털 같은 시간들이 / 한 웅큼씩 머리카락처럼 빠져 나가네 / 숭숭 구멍이 뚫린 가슴으로 / 삼베 같은 비가 내리고 / 허옇게 보이는 맨살을 타고 / 콧잔등이 시큰하도록 불어오는 허무네 / 지나고 보니 솔바람 같은 세월이었다/…//라는 구절이 나온다.

중년의 외로움을 대변하기에 적당한 글이 아닐까? 누구보다 열심히 살아왔지만 정작 자신을 위해 살지 못해서 건강에 대한 자신감이 줄고, 어느 날 갑자기 자신의 삶이 급변할 수 있다는 막연한 불안감과 함께해야 하는 나이. 사전적 의미에서의 중년은 청년과 노년의 중간을 이르며, 마흔 살 안팎의 나이로 50대 초반까지 포함한다.

이 말을 듣고 중년을 가리키는 나이가 생각보다 젊구나 하는 분들은 아마도 50대이거나 60대 초반의 나이가 아닐까? 중년의 나이가 그렇게 빠를 줄 몰랐을 것이다. 어느덧 명퇴의 대상이 돼 있을 것이며, 인생의 후반기에 접어들었는데도 말이다.

시간이 빨리 간 것이 아니다. 그렇게 앞만 보고 열심히 달려온 결과이다. 사실 이렇게 주변을 살필 겨를도 없이 사는 삶은 질 높은 삶이라 말할 수 없다. 물론 느리게 산다는 것이 생각보다 쉽지 않다. 그러나 앞만 보고 가다 보면 보지 못하고 포기하며 사는 삶이 너무 많아 못내 슬프다. 느리게 천천히 살아야 다시 보이는 것들이 많다.

나태주 시인의 시 〈풀꽃〉에 답이 있다.

'자세히 봐야 예쁘다 / 오래 봐야 사랑스럽다 / 너도 그렇다'

건강하고 행복한 삶의 후반부를 누리기 위해서는 그간 소원했던 건강부터 챙겨야 한다. 중년까지의 삶은 마치 고속열차 KTX와 닮았다. 목적지를 정하고 빠르게 가는 것만이 최선인 삶인 것처럼.

우리나라 근로자의 연간 근로시간은 OECD 국가의 평균 근로시간 1,749시간의 1.3배인 2,963시간이다. 멕시코를 빼면 우리나라가 1등이다. 반면에 수면시간은 꼴찌였다(출처: OECD. 2010). 사실 과로사가 발생할 정도로 열심히 살아도 자식 키우기는 버겁고, 노후 준비는 언감생심이다.

자료에 보면 우리나라 65세 이상 노인 빈곤률은 49.6%로 회원국 평균 12.6%의 4배에 육박한다. 그렇다고 나머지 50.4% 노인의 형편이 나은 것도 아니다. 간신히 빈곤에서 벗어났을 뿐이며, 생계를 위해 폐지를 줍는 노인은 여전히 많다.

이제라도 속도를 줄여 주변을 살피고 스스로의 모습을 둘러볼 수 있어야 한다. 긴장의 연속이었던 삶에서 한 발 벗어나는 것만으로도, 온몸 여기저기 저리고 아픈 것을 알게 된다. 아픔을, 몸이 보내는 위험 신호를 인지하고 느끼는 것이 먼저이다. 거울 앞에 선 자신을 볼 수 있어야 한다.

하루 종일 가족과 몇 마디를 나눴는지, 아내와 단 둘이 떠난 여행은 언제인지, 온 가족이 함께 찍은 가족사진이 언제 적 것인지 살필 수 있어야 한다. 지금이 아니면 돌이킬 수 없을 수 있다. 황혼이혼의 급증은 배우자에 대한 소홀함이 가장 큰 이유라고 하지 않는가?

인생 후반부는 자식과 함께하는 삶이 아니다. 오롯이 부부가 서로 버팀목이 돼줘야 하는 시기이다. 그러기 위해서도 스스로의 건강을 챙기지 않으면 안 된다. 버팀목이 아닌 짐이 되어서는 안 된다.

40대 중반 남성의 발기부전치료 사례

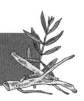

40대 중반의 건장한 남자 환자가 찾아왔다. 대부분 환자는 찾아온 이유를 자세히 말하고 원인과 치료에 대한 궁금한 부분들을 체크하기 바쁜데, 이 환자는 특별히 아픈 곳이 없다면서 말하기가 조심스러운 눈치였다.

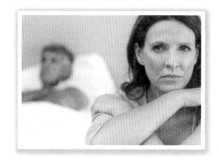

지인의 소개로 오신 분이라 먼저 편안한 대화를 통해 본인의 문제에 대해 말할 수 있게 시간을 주었다. 그러고 조금씩 말하기 시작했다. 국내 굴지의 반도체 제조 회사에 재직 중인 유능한 인재로 실력을 인정받아 해외지사 생활만 10년 넘게 했고, 아이

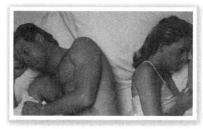

들 교육 문제로 3년 전에 국내에 들어와 정착했다고 한다. 조금은 내향적인 성격 탓인지 외국에서 체류하는 동안의 어려움보다 국내에 정착할 때가 더 힘들었다고 한다. 아무래도 우리나라 조직문화가 외국 회사보다는 강하게 작용할 것이다. 늦게 합류해 정착을 시작한 이 환자에게 조금은 낯설겠다는 생각이 들었다.

어느 조직이든 주류를 형성하는 무리가 있다. 인간의 욕구 중 하나라 탓할 일은 아니지만 조금 다르면 배척하고 열외로 치부하는 경향이 비단 중고등학교 학생들의 일만은 아닌 모양이다. 처음에는 시간이 지나면 나아지려니 생각했던 것들이 오히려 시간이 갈수록 보이지 않는 높은 벽

이 되었고 압박감이 커졌다고 한다. 직장 동료들과의 관계가 어느 일방적이 아닌 상호보완적인 관계라 할 수 있으니, 잘 어울리지 못하는 본인의 부족함으로 생각하고 변화의 노력도 나름 해봤지만 크게 변한 것이 없더란다.

그러던 어느 날 드라마에서나 볼 법한 일이 있었다고 한다. 화장실에서 용변을 보던 중 우연히 밖에서 들리는 두 사람의 대화를 들었다. 자신에 대한 험담과 악의에 찬 비방을 들었는데 충격을 받아서 한참 동안 화장실에서 나올 수 없었다. 누구의 목소리인지 알 수 있을 정도여서 찾아가 따지고 싶었으나 마음뿐이었고, 두 사람만의 생각이 아니라 부서에 만연한 분위기라는 생각에 충격이 무척 컸던 모양이다.

며칠을 고민하고, 해결할 수 없는 답답함에 잠도 못 이루다 용기를 내서 아내에게 말했다. 다시 해외지사 발령을 신청하면 어떻겠냐는 말을 꺼냈다. 아내에게 다 설명할 수 없는 부분도 있었지만 나름 깊이 고민해서 어렵게 말했다. 그러나 아내가 일언지하에 거절했다. 아이들이 전학 와서 겨우 적응하고 다닐 만해졌는데 다시 전학을 가기는 싫다고 했다. 아내가 원망스러웠지만 아내를 마땅히 설득할 이유도 자신도 없던 환자는 유야무야 넘어갈 수밖에 없었다.

매일 회사에 출근하면 가시방석에 앉아 있는 듯했다. 연구개발 부서의 특성상 프로젝트에 대한 협업이 필수였는데 스스로 위축되다 보니 주어진 업무의 효율성이 떨어질 수밖에 없었다. 퇴근하면 눈과 목이 타들어 간다는 느낌이 들 만큼 보이지 않는 압박이 스트레스로 작용했고, 어느 순간부터는 무언가에 쫓기는 사람처럼 가슴이 철렁 내려앉는 기분이 자주 들며 깊은 잠을 잘 수 없었다.

급기야 별 문제없던 부부 관계에도 이상 조짐이 보였다. 관계 도중 가슴이 비정상적으로 두근거렸고 이내 발기가 상실되는 일이 생겼다고 한다. 처음에는 피곤해서 그러려니 생각했는데 같은 일이 반복되니 더는 미룰 수 없었다. 결국 심장 이상을 검사할 목적으로 병원 진료를 받았다.

약간의 부정맥 소견이 있으나 과로나 스트레스로 인한 비특이적 증상으로 경미하다는 진단을 받았다. 물론 그 때문에 발기가 저하되는 일은 극히 제한적이라 특별히 신경 쓰지 않아도 된다는 말을 들었다. 그저 며칠 푹 쉬면 나아질 거라 생각하고 연차휴가도 내서 충분한 휴식을 취하기로 했는데, 불안감과 초조감이 드는 것은 크게 변함이 없었던 모양이다. 관계를 시도할 때마다 다시 증상이 나타나면 어쩌나 하는 불안감에 식은땀이 났고, 쉽게 사정을 해버리거나 발기가 풀리는 증상이 이어져서 부부 관계가 급격히 냉각되었다고 한다.

이 환자는 정말 열심히 살아온 한 집안의 가장이고, 회사에 없어서는 안 될 소중한 인재이다. 그러나 어디에도 자신의 자리가 없고 그저 구성원으로서 함께한다는 느낌을 지울 수 없었다. 이렇게 형성되고 쌓여온 과도한 스트레스는 심기(心氣)를 항진시켜서 감당할 수 없는 상태까지 몰아세운다. 달리기를 안 했는데도, 몸에 열이 오르지 않았는데도 심장이 과도한 박동을 일으킨다는 것이 증거다.

우리 몸은 심장의 박동이 늘면 열이 발생했다고 간주하고 열을 조절하기 위한 조치를 취한다. 가장 쉽고 먼저 일어날 수 있는 증상이 한숨과 땀이다. 이렇게 배출된 가스교환과 땀으로 인해 체온이 떨어지면 안정을 취할 수 있다. 이는 달리기 같은 운동을 할 때도 일어나지만, 과도한 스트레스로 인해 심장의 기운이 과도하게 항진됐을 때도 일어난다.

또한 심장의 과박동과 불안정은 숙면을 방해하고, 심장근육의 수축과 이완이 필요 이상 이루어지면서 다른 장기나 몸의 근육을 위축시켜 근육경련, 소화 장애, 두통 등의 증상을 일으킨다. 이는 우리 몸을 구성하는 근육 중에 심장근육이 다른 장기나 조직의 근육보다 우선 순위이므로 몸의 모든 역량을 심장근육에 집중시키기 때문이다. 실제로는 열이 없는데도 있다고 느끼는 허열(虛熱) 상태는 땀을 배출해 이완을 조장한다. 이때 나는 땀이 진액의 손상과 같아서 기진맥진(氣盡脈盡)의 상태를 대변하는 현상이 된다. 그리고 발기부전의 원인과 결과로 귀결된다.

본격적인 치료에 앞서 환자 스스로 알다시피 기능은 이상 없으니 절대 걱정할 필요 없다고 말했다. 조금이라도 마음의 짐을 덜어주고자 했다. 약초처방의 효과도 충분히 기대할 수 있지만, 그보다 마음의 짐을 내려놓게 하는 일이 더 중요하고 급했다. 쌓여 있는 것들을 내려놓게 하는 데는 얼마든지 도움을 줄 수 있다. 그러나 그것을 다시 채워가는 것을 막을 수 없으니 결국 절반의 치료밖에 할 수 없다고 했다.

다시 무거운 마음들이 차올라서 심기를 어지럽게 한다면 다시 재발했다고 할 것인가? 그래서 간곡히 부탁을 드렸다. 어떻게든 살 수 있는 길, 활로를 찾아야 한다고 말이다. 자의든 타의든 적응이 어려운 상태라면 조금 더 젊었을 때, 문제가 더 심각해지기 전에 환경을 바꿔보는 것은 어떠냐고 말했다. 아내를 설득하기 어렵다면 내가 지금 보고 느낀 것들을 있는 그대로 전해서 도움이 돼줄 용의도 있다고 했다.

이것이 새 출발이다. '새 술은 새 부대에 담는다'는 말처럼 새로운 시작이고, 변화해야 하는 자신에 대한 경각심이며, 열심히 살아온 것에 대한 보상이라고 해야 한다. 사회생활을 아예 접을 수는 없다. 그렇다면 내가 나의 능력을 마음껏 펼칠 수 있는 곳을 찾아가는 것이 맞다. 두려워할 이유도 없다. 새로운 시작을 할 때의 초심은 늘 가까이 있지 않겠는가. 위에서 언급한 것처럼 조금 천천히 내가 걸어온 길을 바라볼 수도 있어야 한다. 내 삶의 주체가 나라는 사실을 한시도 잊어서는 안 되기 때문이다.

이 환자의 치료에는 일상적으로 가장 많이 활용되고 있다고 해도 과언이 아닐 쌍화탕(雙和湯)을 기본으로 한 처방과 함께 오자환(五子丸)을 함께 처방했다. 쌍화탕은 사물탕(四物湯)과 황기건중탕(黃芪建中湯)의 처방을 합방한 처방이다. 명칭은 기와 혈을 쌍(雙)으로 조화(調和)롭게 해준다는 의미가 담겨 있으며, 기혈을 모두 조화롭게 하여 피로회복에 도움을 주는 한의학의 대표적 처방 중 하나이다.
마음과 몸이 모두 힘들고 기혈이 모두 상하거나, 성(性)관계를 가진 다음 일을 많이 하거나 반대로 일을 많이 한 다음 성관계를 가지거나, 큰 병을 앓은 다음 허(虛)하거나 기가 모자라 저절로 땀이 나는 증상을 치료하는 처방이다.

한 달이 지나갈 때쯤 환자가 환해진 얼굴로 찾아와서 반갑게 인사를 나눴다. 다행히 새로운 직장으로 이직이 결정됐고, 2주 정도의 휴식을 갖고 새로운 출발을 할 수 있게 됐다고 했다. 그동안 나타났던 증상들이 많이 호전되었고, 부부관계도 예전보다 많이 좋아져서 큰 문제없이 잘 지내고 있다며 고마워했다. 그러면서 계속 약을 처방해서 먹고 싶다고 말하는데 예전의 소심하고 주눅 든 모습을 더 이상 찾아볼 수 없으니 기뻤다.

○ 쌍화탕(雙和湯) ○

약재

백작약(白芍藥) 10g, 생강(生薑) 3편, 대조(大棗) 2개

숙지황(熟地黃), 황기(黃芪), 당귀(當歸), 천궁(川芎), 계지(桂枝), 감초(甘草) 각 4g

- 사물탕(四物湯) : 당귀(當歸), 천궁(川芎), 작약(芍藥), 숙지황(熟地黃) 각 4g
- 황기건중탕(黃芪建中湯) : 백작약(白芍藥) 12g, 교이(膠飴) 40g,
  계지(桂枝), 감초(甘草), 생강(生薑), 대조(大棗), 황기(黃芪) 각 6g

○ 오자환(五子丸) ○

약재

구기자(枸杞子) 120g, 복분자(覆盆子), 토사자(菟絲子) 각 160g,

오미자(五味子), 차전자(車前子) 각 80g

달이기

위 약재들의 용량은 한 첩 기준이며, 하루 3회 복용을 기준으로 하면 두 첩이 하루 분량이다.

한 첩을 끓일 때 물은 200∼300cc를 넣고 처음에는 강불로 한소끔 끓인 후 가장 약한 불로 뭉근히 달여서, 약물이 100∼120cc 정도 되면 불을 끄고 적당히 식혀서 1회 분량으로 복용하면 된다.

이때 찌꺼기는 버리지 말고 보관했다가 두 번째 끓이고 난 후의 약재 찌꺼기와 함께 재탕해서 세 번째 복용할 약물을 만들면 된다. 재탕은 약물의 양이 많기 때문에 물도 두 배로 넣지만 용출된 약물은 앞서 복용했던 양(100∼120cc)과 똑같이 하면 된다.

약을 달이는 용기는 강화유리나 뚝배기면 충분하고, 위에서 말한 물의 용량은 끓어서 증발하는 방식으로 만들 때 적용한 양이다. 한약을 달이는 자동기계는 물의 증발 없이 만들어지는 경우가 많으므로 해당 기구의 사용법을 따르면 된다.

교이(膠飴)

찹쌀, 쌀, 옥수수 등 녹말이 많이 들어 있는 곡
식이나 먹을 수 있는 재료를 엿기름으로 발효
시켜 만든 것이다. 다른 말로 이당(飴餹)이라고
하며, 맛은 달고 성질은 따뜻하다. 비(脾)와 폐
(肺)를 강화하는 효능이 있다. 비위(脾胃)가 허
한(虛寒)하여 배가 아플 때, 폐가 약하여 기침
할 때(기관지염, 폐결핵)에 쓴다. 하루 30〜60g
을 먹거나 탕약에 섞어서 먹는다. 열이 많거나
식체(食滯)했을 때는 쓰지 않는다.

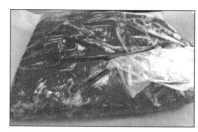

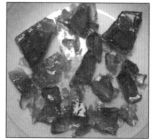

구기자(枸杞子)

폐를 윤택하게 하고 간과 신장의 기능을 좋게
하는 효능이 있어서 오래전부터 한방에서 대
표적인 자양강장제로 써왔다. 간장 장애를 예
방하고, 고지혈과 혈압강하에 좋고, 혈당강하
작용이 보고된다.

허리와 무릎이 시큰거리며 아프거나, 불감증,
불임, 몽정 등의 성기능 장애, 간세포의 신생
촉진, 전신허약, 안(眼) 질환 등에 두루 쓰인다.

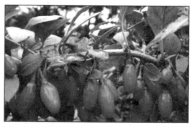

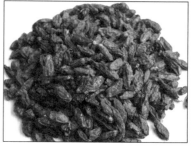

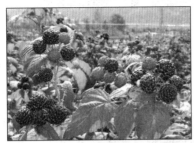

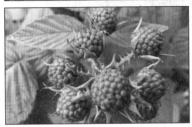

복분자(覆盆子) – 복분자딸기의 미숙과

간신(肝腎)의 기능이 허약해져서 오는 증상 치료에 많이 활용되고 있다. 간신 기능이 허약해서 생기는 몽정과 정액이 스스로 흘러버리는 유정(遺精) 등의 증상을 치료하며 양기가 부족할 때 많이 쓴다. 약제로는 복분자딸기의 미숙과를 사용하고 완숙과는 식용으로 쓰인다.

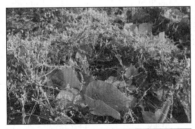

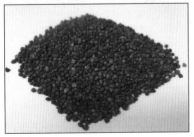

토사자(菟絲子) – 새삼씨

간 기능을 도와 근육을 발달시키고 눈을 밝게 하며, 신장의 기운을 튼튼하게 하여 유정과 소변을 자주 보는 증상, 정력 감퇴 등에 효과가 있다. 근골을 튼튼하게 하는 작용과 살을 찌우는 작용, 기력을 충만하게 하는 효능이 알려져 예로부터 널리 활용되고 있다.

오미자(五味子)

폐(肺)에 작용하여 폐의 기를 수렴(收斂)하여 기침을 멈추게 하는 작용이 있다. 또한 신장에 작용하여 유정을 멎게 하고 인체의 진액을 보충해주는 효능이 있다.

몸이 허약하여 식은땀을 흘리는 증상에도 효과적으로 쓰인다.

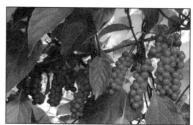

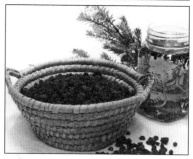

차전자(車前子) - 질경이씨

소변이 잘 나오게 하고 눈을 밝게 해주며 기침과 가래를 제거하는 효능이 있다. 비뇨생식기에 습열이 생겨 소변이 잘 안 나오는 증상, 간열로 눈이 침침한 증상, 폐열로 기침과 가래가 많아지는 증상의 개선에 쓰인다.

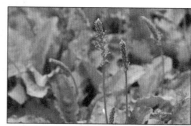

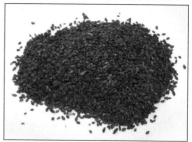

희로애락의
조화를 찾아

: 귀비탕(歸脾湯) :

앞만 보고 바쁘게 살아온 삶이다 보니 보이지 않는 아픔도 많다. 명확한 증상이라도 있다면 다행인데, 보이지 않는 증상은 환자뿐만 아니라 가족을 비롯한 주변 사람들에게까지 피해를 끼칠 수 있다.

마음질환이 대표적인데 과도하고 반복적인 스트레스 때문에 감정의 손상이 일어나는 질환이다. 마음질환의 종류를 보면 감정기복이 심한 조울증과 우울증, 공황장애, 강박증 등 바쁜 삶이 남긴 정신적 문제들이 많다. 마음질환 환자 3명 중 1명이 40~50대 중년층이다.

고용노동부 2016년 통계를 보면, 2013년에 53세이던 평균퇴직연령이 49.1세로 떨어졌다. 서서히 건강에 자신감이 떨어질 때, 직장에서도 사회에서도 떨어져 나가는 것이 현실이다. 결혼을 하고 아이를 낳고 키우면서 자녀가 독립을 이룰 때까지의 시간이 최소 25년, 그 시간 동안 고스란히 나보다는 가족을 위한 삶을 살아야 했고, 돌아보니 어느새 외로운 50대의 중년이 돼 있다.

　최근 어떻게 살 것인지에 대한 답을 찾는 인문학 열풍이 중년층에 확산되었다. 이는 중년들의 허탈한 심정이 반영된 것이 아닐까? 기본적인 먹고사는 문제가 해결되고, 최소한의 노후를 영위할 안전장치가 필요하다. 건강을 유지하면서 누릴 백세 인생을 바라는 것이지, 죽지 못해 사는 백세라면 재앙일 뿐이다.

　마음질환 치료의 시작은 억압되고 응어리진 마음을 푸는 것이다. 스트레스를 해결해야 하겠지만, 스스로 놔버리고 포기하며 살았던 삶의 일부를 되찾을 필요도 있다. 중년의 삶은 자신보다 가족을, 직장을 위해 살아온 시간이다. 가족의 안녕과 회사의 발전이 곧 자신의 행복이었을 만큼 철저히 조연으로 살았다. 그러니 이제는 자신이 주연인 인생을 살 준비를 해야 한다. 백세 시대의 중년은 삶의 중간쯤이 아니라, 새로운 반환점으로 봐야 한다.

　앞만 보며 달리던 걸음을 멈추고 숨을 고르며 준비해야 한다. 누구누구의 엄마나 아빠로서가 아닌, 직책이 이름을 대신하는 것이 아닌, 온전한 나를 찾을 수 있어야 자신의 삶에서 배제된 내가 다시 삶의 주체로 돌아올 수 있다.
　이런 과정과 준비가 충실해야 자신의 감정을 온전히 직시하고, 있는 그대로의 나를 볼 수 있다. 나를 되찾아야 삶의 아름다움을 다시 찾을 수 있다고 확신한다.

50대 부부의 마음치료 사례

오색 단풍이 아름답게 물든 화창한 가을에 부부가 상담을 위해 찾아왔다. 사실 미리 당부하고 싶은 말이 있다며 부인이 전화로 사전 상담을 했었다. 남편이 최근 들어 너무 공격적으로 성격이 변했다며, 걱정이 돼 병원에 상담을 가보자 하면 불같이 화를 내고 아무 문제없는 사람을 트집을 잡는다며 완강히 거부한다고 했다. 그래서 다시 화낼 것이 뻔해서, 환절기가 다가오니 건강관리 차원에서 한약을 드셔보라고 해 함께 간다고 했다. 부인은 마음을 평안하게 해주면서 화병을 치료할 수 있는 약을 지어달라고 부탁을 했다.

두 분은 아주 평범한 중년이었다. 회사의 부장으로 재직하면서 열심히 살아온 가장과, 남편과 대학생 아들, 수능을 앞둔 딸의 뒷바라지로 여념이 없는 아내였다. 이렇게 평범한 가정에 소리 없이 위기감이 찾아온 것은 2년 전이다. 남편의 평소 성정이 온화한 편은 아니었지만, 그래도 매사에 이렇게 불쑥불쑥 화를 내며 고성을 지르는 일은 없었고, 최근에 그 횟수가 눈에 띄게 많아졌다는 것이다.

남편의 친구들이나 주변 사람들은 하나같이 남편이 법 없이도 살 사람이라고 하는데 '속도 모르는 소리 하지 말라'고 하고 싶을 만큼 보이지 않는 갈등이 커져가는 상황이었다. 먼저 남편과 대화를 하고 싶어서 부인은 잠시 나가게 하고 둘만 대화를 이어갔다.

중년의 특성과 이분의 성향을 봤을 때 먼저 공감의 표시가 충분하지 않으면 마음의 문을 열기가 쉽지 않다는 경험이 있다. 그래서 그동안 직장에서의 활약상을 부추기고 무용담처럼 당신의 화려했던 지난 시간을 마음껏 회상할 수 있게 했다. 한 시간여의 대화를 통해 환자의 깊숙한 곳에 차 있던 감정이 보이기 시작했다. 부인의 말처럼 불쑥 튀어나오는 화를 참기가 쉽지 않더란다. 자신도 모르게 내버린 화에 스스로도 깜짝 놀랄 때가 많았다.

마음이 이렇게 복잡해진 결정적 계기가 2년 전에 있었다고 했다. 회사에 중요한 문제가 생겨서 며칠 출장을 갔다가 저녁 12시가 조금 안 된 시간에 돌아올 수 있었다고 한다. 마침 아내는 수험생이던 아들의 간식을 챙겨주고 TV를 보다가 잠깐 잠이 들어 남편의 늦은 귀가를 알지 못했고, 늦게 귀가한 남편이 아들 방을 열어보니 음악을 들으며 침대에서 게임에 빠져 있었다. 순간 모든 것이 잘못됐다는 생각이 들면서 끓어오르는 화를 주체하지 못했고 아들을 향해 화를 토해냈다. 급기야 방금 전에 학교에서 돌아와 잠깐 쉬었다는 아들에게 반항하는 거냐며 손찌검까지 했다.

그때는 그렇게 하는 것이 환자에게 최선이었을지 모른다. 그 순간에는 말이다. 아들을 키우면서 한 번도 훈육을 위해 때린 적이 없었는데, 다 큰 아들에게 훈육이 아닌 자신의 감정을 주체하지 못해 폭력을 휘둘렀다. 엄청난 후회와 죄책감에 빠져 잠을 이루지 못했다고 했다.
잠든 아들의 방문을 열고 먼발치서 바라볼 뿐 이제 다가설 수 없다며 환자는 눈물을 보였다. 이제야 온전한 감정의 문제가 보였다. 화병이 아니라 우울증이었다. 화는 우울을 감추기 위한 수단이 되기도 한다. 약해지면 안 되는, 결코 약해질 수 없는 약육강식의 사회에서 볼 수 있는 감정의 왜곡이다.

지금도 아들이 너무 사랑스럽다고 하면서 그 일 이후로 아들과 화해하거나 제대로 대화를 나눠본 적이 없다고 했다. 아들도 마찬가지이다. 아버지에 대한 불편한 마음이 치유되지 못하고 굳어가는 상황일 것이다.
마음을 치료하기 위해서는 무엇보다 마음을 명확히 볼 수 있어야 한다. 그런 다음 있는 그대로 받아들여야 마음을 순화시킬 수 있는 과정으로 발전시킬 수 있다. 아들에 대한 아버지의 사랑은 의심의 여지가 없었고, 아들에게 진 무거운 마음의 빚도 잘 보였다. 아들과의 대화를 통해 개선하고 화해를 통해 아픈 감정을 순화하는 과정이 필요하나 쉬운 일이 아니다. 그랬다면 2년의 시간이 지나지도 않았을 것이다.

그래서 소리굽쇠의 울림처럼 공명의 의미를 알려주고, 마음들이 스스로 연결되고 하나가 될 수 있는 방법을 말씀드렸다. 소리굽쇠 두 개를 마주보게 하고 한쪽을 울리면 다른 쪽도 따라서 울리는 원리가 공명이다. 마음의 치유는 공명, 즉 공감에서 시작된다. 상대의 마음에 직접 자극을 주는 것보다 내 마음을 움직여서 상대의 마음이 공명, 공감할 수 있도록 하는 것이 자연스럽다. 서로가 같은 파장으로 이루어지지 않으면 아무런 반응도 일어나지 않기 때문이다.

지금의 마음을 하나도 빠짐없이 글로 담아서 아들에게 전하기를 권했다. 지금 아니면 더 늦어지고 악화되는 것이 불 보듯 뻔했다. 군 입대를 앞둔 아들에게 마음의 짐을 안고 가게 해서는 안 된다는 아버지의 절박함이 흔쾌히 그러겠노라는 답으로 이어졌다. 이번에는 아내를 들어오게 해서 결과를 들려주고 도움을 청했다. 우울증이라는 말에 무척 놀라는 기색이었고, 남편이 이렇게 긴 시간 동안 속내를 털어놓으리라고는 상상도 못 해서 더 놀랐다고 했다.

부인과 남편에게 많은 당부를 드렸다. 남편은 남편대로 자신의 삶을 찾기 힘들 만큼 멀리 와버렸고, 이미 과도한 스트레스 속에 살면서 억압하고 억누른 자신의 감정에 대한 대가를 치르고 있다고 말해주었다. 남편은 다정다감하지 못했던 자신의 과거에 대해 아내에게 미안함을 표했다. 자신이 자수성가할 수 있었던 것은 아내 덕분이라며 고마움을 눈물로 전했다. 남편의 깊은 속을 모를 리 없던 아내도 마음의 공감을 이루고 함께 눈물을 닦아냈다.

이렇게 마음치료는 그 시작이 어렵다. 환자가 스스로 인지하는 것도 중요하지만, 모두 순화시키는 치료로 들어갈 수 있는 것도 아니다. 얽힌 실타래를 풀 때처럼 시작점을 잘 찾아야 한다. 공감을 통해 마음의 틈을 찾으면 그것이 지렛대가 되어 바위처럼 단단했던 마음이 움직일 수 있다.

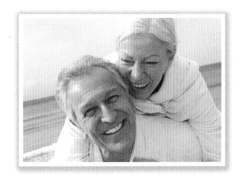

사실 우리 몸은 마음이 무거우면 비워내기 위해 부단히 노력한다. 한숨, 눈물, 땀, 소변 등이 그렇다. 마음을 가볍게 하는 일은 심장의 열을 내리는 것이고, 우리 몸은 이를 위해 부단히 애쓰고 있다. 마음이 답답하고 화가 나면 나도 모르게 한숨이 나오고 눈물이 터진다. 긴장하면 화장실부터 찾는 것도 이런 이유 때문이다.

꽉 채워진 마음의 무게를 덜기 위해 한숨을 많이 쉬게 하는 방법을 남편에게 권했다. 한숨을 쉬는 가장 좋은 방법이 있다. 높지 않은 산행을 하는 것이다. 산 정상에 오르면 가슴이 시원해진다. 전망이 확 트인 이유뿐만 아니라, 오르는 내내 내뱉은 깊은 한숨 때문이고, 흘러내린 땀 때문에 심화(心火)가 꺼질 수 있는 이치에 부합해서 그렇다. 그래서 주말마다 두 분이 함께 산행을 할 것을 숙제로 냈다.

그리고 귀비탕(歸脾湯)을 처방했다. 생각이 많아 생기는 신경성 질환이나 스트레스로 인한 여러 증상에 쓰이는 약초처방으로 남녀노소 구분 없이 자주 사용되는 처방이다. 《동의보감》에서는 대표적으로 건망증과 가슴이 두근거리는 증세를 언급하고 있으나 이외에도 불면이나 소화와 관련된 증상 및 월경과 관련된 증상에도 널리 응용되는 처방이다.
또한 최근 진행된 연구 결과에 의하면 항스트레스작용에 효과가 있고, 우울증과 관련된 실험에서도 우울증 극복 및 우울증으로 인해 저하된 신체능력을 향상시키는 데 효과를 보였다. 그래서 부부가 함께 드실 수 있도록 처방했고, 무엇보다 감정에 충실할 것과 여유를 갖고 자신을 찾는 연습을 해야 한다고 강조했다.

상담을 마친 후 벌써 다 나은 것처럼 마음이 가볍다고 말하며 함께 웃었는데, 사실 그 말이 맞다고 생각한다. 마음을 조금만 비워내도 한결 안정되기 때문이다. 그래서 늦었다는 말은 의미가 없기도 하다. 저마다 이미 활로를 찾고 있는 것이 마음치료이다.

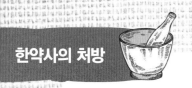
○ 귀비탕(歸脾湯) ○

약재

당귀(當歸), 용안육(龍眼肉), 산조인초(酸棗仁炒), 원지(遠志), 인삼(人蔘),

황기(黃芪), 백출(白朮), 백복신(白茯神) 각 4g

목향(木香), 감초(甘草) 각 2g

생강(生薑), 대조(大棗)

달이기

위 약재의 용량은 한 첩 기준이며, 하루 3회 복용을 기준으로 하면 두 첩이 하루 분량이다. 한 첩을 끓일 때 물은 200~300cc를 넣고 처음에는 강불로 한소끔 끓인 후 가장약한 불로 뭉근히 달여서, 약물이 100~120cc 정도 되면 불을 끄고 적당히 식혀서 1회분량으로 복용하면 된다.

이때 찌꺼기는 버리지 말고 보관했다가 두 번째 끓이고 난 후의 약재 찌꺼기와 함께 재탕해서 세 번째 복용할 약물을 만들면 된다. 재탕은 약물의 양이 많기 때문에 물도 두 배로 넣지만 용출된 약물은 앞서 복용했던 양(100~120cc)과 똑같이 하면 된다.

약을 달이는 용기는 강화유리나 뚝배기면 충분하고, 위에서 말한 물의 용량은 끓어서증발하는 방식으로 만들 때 적용한 양이다. 한약을 달이는 자동기계는 물의 증발 없이만들어지는 경우가 많으므로 해당 기구의 사용법을 따르면 된다

원지(遠志)

정신을 안정시키는 효능이 있다. 한의학에서
는 정신이 심장과 연계되었다고 보며 심장
기능의 이상이 정신 상태에도 영향을 미친다
고 본다. 원지는 심장의 기운을 소통시켜서
정신을 안정시키는 효능이 있다. 주로 불안,
불면증, 건망증 등 정신에 관계된 증상에 응
용한다.

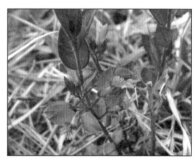

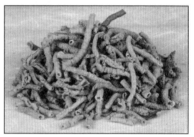

용안육(龍眼肉) – 용안나무열매

심장과 비장의 기운을 북돋고 혈액을 보충하
며 정신을 안정시킨다. 가슴이 두근거리면서
건망증이 있고, 불면증, 빈혈로 혈색이 나쁜
증상, 신경성으로 가슴이 두근거리는 증상을
개선하는 효능이 있다.

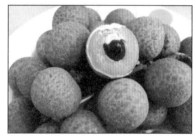

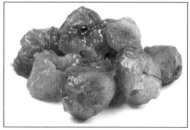

김민철 박사의 약초치유

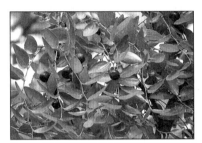

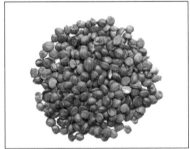

산조인(酸棗仁) – 멧대추씨

정신을 안정시키고 심장의 기운을 조절하며 땀을 멈추게 한다. 또한 몸을 보하는 작용이 있어서 진액과 혈액이 부족하여 가슴이 답답하면서 불면증이 나타나거나, 땀을 많이 흘리면서 가슴이 두근거릴 때 효과가 좋다.

이런 작용은 볶는다는 뜻의 초(炒)했을 때 나타나는 효능이다. 생용(生用)하면 반대로 각성 작용이 나타나므로 주의해야 한다.

불면의 고통을
꿀잠의 행복으로

: 청심연자음(淸心蓮子飮) :

인생에서 수면을 위해 쓰는 시간이 3분의 1이라고 한다. 잠은 하루 동안 생활하면서 얻은 피로와 스트레스 등 신체활동으로 인해 발생한 몸의 독소를 분해하고 해소한다. 휴식과 안정을 위한 가장 중요한 활동 중 하나이다.

8시간 정도를 가장 좋은 수면시간으로 말하기도 하지만 모든 사람에게 적용되지는 않는다. 개인차가 크고 나이, 성별, 계절, 생활환경, 직업 등에 의해 큰 차이를 보인다. 예를 들어 어린아이는 평균수면 시간이 8시간 이상이지만, 60대 이상 노인의 평균 수면시간은 4~5시간 정도로 짧다. 또한 겨울에는 수면시간이 조금씩 길어지고 한여름인 7~8월에는 1년 중 수면시간이 가장 짧다.

그리고 개인에 따라 5시간 수면이 컨디션 유지에 좋은 사람이 있고, 10시간 수면이 좋은 사람도 있다. 짧은 수면시간으로 잘 알려진 나폴

김민철 박사의 약초치유

레옹은 하루 3시간만 잠을 잤다고 한다. 반면에 아인슈타인은 10시간 정도 자야 좋은 컨디션을 유지할 수 있었다 한다. 수면시간의 평균치란 통계일 뿐 개개인의 차이를 인정해야 한다. 수면은 양보다 질이 더 중요한 척도가 돼야 한다.

보통 불면증이라고 하면 잠을 쉽게 이루지 못하거나, 한 번 깨면 다시 잠들기 어려운 경우만 생각한다. 하지만 잠귀가 밝아 작은 기척에도 깨거나, 꿈을 많이 꾸어서 숙면하지 못해도 불면증에 속한다. 이러한 불면증의 증상으로는 두통, 집중력 저하, 가슴이 답답한 증상인 심번(心煩), 두근거리는 동계(動悸), 잘 놀라는 증상과 무기력증 등이 있다.

사실 임상에서 만나는 불면증의 무서움은 이런 증상들 때문이 아니다. 며칠 동안의 불면으로 나타나는 증상은 육체적 건강에 큰 해를 주지 않고 해소될 수 있다. 하지만 불면증이 장기화되면 증상이 깊어지고 회복이 어려워져 정신적으로 피폐해질 수 있다.

불치병의 고통 속에 사는 환자들이 쉽게 하는 소리가 있다. 죽고 싶다는 말이다. 그런데 불면증으로 고생하는 환자들도 이 말을 달고 산다. 이는 마음이 힘들어서 삶의 질이 바닥까지 떨어져서 그렇다.

불면증에는 여러 원인이 있지만 한의학에서는 과도한 스트레스에 의한 불면증과 체력저하에서 오는 불면증, 호르몬 불균형에 따른 불면증 등으로 나누어 치료한다. 먼저 과도한 스트레스 불면증을 살펴보면, 생각이 꼬리를 물고 뒤따르는 듯한 잡념이 많거나, 해결하지 못한 고민으로 심기(心氣)가 불편해진 상황으로 숙면하지 못하는 경우이다.

밤에 기능적으로 안정기에 접어들고 휴식을 취하며 하루 동안의 피로를 풀어야 할 심장이, 해결하지 못한 숙제들로 좀처럼 휴식을 취할 수 없다. 이런 과도한 마음의 움직임만으로도 심장 수축이 강화되어 불안과 초조를 느끼게 되고 신경성 불면증을 초래하게 된다. 이러한 불면증은 귀비탕(歸脾湯)을 활용한 약제처방으로 좋은 효과를 얻을 수 있다.

두 번째는 체력저하에 따른 불면증이다. 밤새 야근을 하거나 체력적으로 힘든 일을 한 후에는, 피곤한 만큼 잠도 잘 올 것으로 생각하지만 오히려 잠이 오지 않아서 힘들었던 경험이 있을 것이다. 과로 때문에 체내 노폐물이 쌓여서 간의 해독능력이 감소하고, 호르몬 대사 같은 신진대사가 저해되어 불면증이 발생한 것이다. 이와 같이 스트레스와 기혈훼손에 의한 불면증에는 귀비탕이나 청심연자음(淸心蓮子飮)을 활용하여 치료한다.

세 번째는 호르몬의 불균형으로 생기는 불면증이다. 불면증과 수면장애는 남성보다 여성에게 더 많이 나타난다. 여성이 감정의 민감도가 높고, 갱년기로 인한 호르몬 변화가 남성보다 이른 나이에 시작되고 길게 이어진까닭이다. 그래서 울화병이 남성보다 여성에게 더 많이 나타나며, 이런 증상이 있는 대다수는 불면의 밤을 보내며 힘겨워한다. 이렇게 호르몬 불균형으로 심신의 불안정이 커져서 생긴 불면증에는 시호가용골모려탕(柴胡加龍骨牡蠣湯)이나 가미소요산(加味逍遙散)을 활용하면 좋다.

불면증의 원인을 크게 세 가지로 구분하기는 했으나 사실 반복적이고 만성적인 경우에는 원인이 복합적이라서 치료에 어려움이 있다. 그래서 약물치료, 생활습관 교정, 적당한 회복운동을 치료에 적극적으로 활용해야 치료율을 높이고 악순환의 고리를 끊을 수 있다.

살펴본 바와 같이 불면증의 원인은 다양하지만 사실 특효약이 없는 실정이다. 심한 불면증이 장기화된 경우에는 부득이하게 신경안정제를 처방받아 복용하기도 하지만, 신경안정제는 빠른 효과만큼이나 금단증상이 문제가 된다. 또한 잠을 자기는 했으나 무기력해지고 몽롱해져서 잠의 질이 현저히 떨어지는 단점도 있다.

일시적 불면증이라면 원인을 파악해서 제거하려는 노력을 해야 하며, 불면의 증상이 반복적이고 만성적이라면 병의 인과관계를 살펴서 원인치료를 해야 한다. 그래야 삶의 질이 높아진다.

실제 사례들을 통해 불면증에 대한 한의학적 치료방법을 소개하고자 한다. 분명히 개인적 차이가 있으므로 소개된 방법으로 불면증이 완치될 수 있다고는 생각하지 않는다. 그런데도 약제처방이나 습관교정, 적당한 회복운동이 현재 사용되고 있는 어떤 치료보다 자연친화적이며 안전하고 재발 방지에 효과가 있다.

30대 중반 남성의 수면장애 치료 사례

성필(가명) 씨는 입사 5년차 회사원이다. 2주 뒤면 회사에서 중점을 둔 프로젝트 발표를 맡게 돼 걱정이 이만저만이 아니다. 기획안 준비나 자료수집 등을 전담한 성필 씨는 임원들의 질의응답 까지 예상하고 준비해야 해서 심적 부담이 크다. 발표와 질의응답은 상사의 일인데도 어찌된 일 인지 중간관리자인 자신에게 맡겨져서 스트레스가 더 많았다고 한다.

그동안 준비가 원활히 잘 진행되고 있었고, 기획의 전반을 챙겨왔기 때문에 발표나 질의에 대한 답변에 어려움이 있는 것은 아니었다. 단지 모든 일에 완벽을 추구하는 성필 씨의 성격과 두각을 나타내고 싶은 의욕이 맞물려 스트레스가 커졌다고 느꼈다.

시간이 갈수록 불안한 마음이 커지고 예민해지며, 피로가 회복되지 못해서 일상생활의 의욕마 저 떨어졌다. 그동안의 준비가 힘들어서 그러려니 생각했고 연휴 동안 회사 일을 생각하지 않고 충분히 휴식을 취했다. 하지만 아침에 일어나기가 너무 힘들다고 했다. 큰 근심이 없는데도 머리 가 무겁고 오후가 되면 술 먹은 사람처럼 얼굴이 붉어지고, 잠자려고 누워도 잠이 들지 않고, 겨 우 잠이 들어도 속옷이 젖을 만큼 식은땀을 흘려서 깨는 날이 많았다. 결국 아들의 모습을 본 어 머니가 아들을 데리고 상담을 왔다.

성필 씨의 경우처럼 신경 쓰는 일이 있거나 생각이 많아져도 잠을 이루지 못하는 경우가 있다. 심기(心氣)가 안정을 이룰 때 잠을 잘 잘 수 있는데, 성필 씨처럼 생각이 많아지면 심기가 불안정 해져서 심장 활동이 과도해지는 심화(心火) 상태가 된다. 이때의 심화는 실제 심장의 움직임이 강

김민철 박사의 약초치유

해져서 열이 나는 상태가 아니라, 심장이 주관하는 칠정(일곱 가지 감정)이 과도해져서 일어나는 열(熱)이다. 이것을 허열(虛熱)이라고 한다.

허열은 실제로 열이 오르는 것이 아니며, 열을 제약(制約)하고 상생(相生)하는 물, 즉 진액(津液)이 부족해져서 마치 열이 오르는 듯한 착시가 나타나는 것을 말한다. 허열도 우리 몸에서는 열이 상승하는 것으로 간주하기 때문에 열을 떨어뜨리기 위한 방어기전인 땀을 내게 한다.
이것이 식은땀이다. 땀은 체온을 떨어뜨리는 고유의 작용을 하는데, 허열 상태에서는 식은땀이 정상 체온을 떨어뜨리는 결과를 낳는다. 우리 몸은 여기에 그치지 않고 체온을 정상으로 유지하려는 항상성(恒常性)을 발현한다. 이제 열을 내기 시작하는데 이것이 오한발열(惡寒發熱)이다. 이 두 가지 작용을 통해 체온의 정상화를 유지하는 데 기력을 소진하고 악순환이 반복된다.

성필 씨의 증상을 보면 가슴이 답답하고, 불안과 초조감을 느끼고, 입이 마르고, 얼굴이 붉어지고, 소변을 자주 보고, 불면과 다몽(多夢)에 시달리고, 식은땀으로 잠이 편하지 않고, 식욕이 떨어지고, 기운이 없다.
성필 씨에게는 청심연자음(清心蓮子飮)을 처방했다. 스트레스가 심기를 불편하게 만든 심화망동(心火妄動)의 상태를 제약하고, 심화로 인해 고갈된 기운과 진액을 보충하며, 습하고 탁한 기운을 아래(소변)로 잘 나가게 하는 효능이 있는 약초처방이다. 처방의 구성을 보면 적당히 보(補)하면서 사(瀉)하는 약으로 구성되어 있는데, 선조들의 과유불급의 지혜가 담겨 있다.

스트레스는 일의 능률을 향상시키는 데 반드시 필요하다. 스트레스가 없다면 무기력증에 빠질 수 있다. 그러나 과도한 스트레스는 몸에 과부하를 일으켜 악영향을 끼치는 독소로 작용한다. 일의 능률을 위해서는 적당한 휴식을 통해 스트레스 호르몬을 대사할 수 있는 여유를 제공해야 한다. 그런데 요즘 사람들은 그럴 엄두를 못 낸다. 잠깐의 휴식시간에 무엇을 하는지 생각해보라. 동료들과 함께 마시는 한 잔의 커피가 휴식의 대부분일 것이다. 그런데 이것은 휴식이 아니라 업무의 연속이

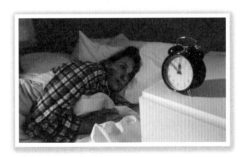

라고 할 수 있다. 카페인은 스트레스의 각성효과와 크게 다를 것이 없다.

성필 씨는 4주간 청심연자음을 복용했고 카페인 섭취를 제한하는 습관 개선에도 신경을 써야 했다. 휴식시간에 동료들과 나누는 대화나 커피 한 잔이 주는 위안을 몰라서가 아니라, 증상 개선을 위해 잘못된 습관을 버리고 좋은 습관으로 바꿔야 했다.

마음을 편안하게 해주면서 손상된 진액을 보충시켜 갈증을 해소하는 데 좋은 약차가 있다. 연꽃 씨를 말려서 만든 연자육(蓮子肉)과 둥굴레의 뿌리인 옥죽(玉竹)이다. 연자육과 옥죽은 성질이 약간 차가워서 콩을 볶듯이 약한 불에 볶아서 적당량을 물에 넣고 끓여 수시로 차로 마시면 심신안정에 도움이 된다.

《동의보감》은 연자육에 대해 이렇게 말한다. '심(心) 신(腎)의 교류를 돕고, 장위(腸胃)와 정기(精氣)를 튼튼하게 한다. 근골(筋骨)을 강하게 해서 쇠약을 치료하며, 눈과 귀를 밝게 하고 한습(寒濕)의 사기(邪氣)를 제거하고 비허(脾虛)로 인한 설사와 오랜 이질을 그치게 한다. 여성의 냉대하와 자궁의 비정상적인 모든 출혈성 질환을 다스린다.' 옥죽에 대해서는 이렇게 말한다. '가슴이 답답하고 허열 증상을 치료하고 갈증을 멎게 하며 심폐(心肺)를 윤택하게 하고 쇠약한 신체를 보충하며, 허리와 다리의 통증을 치료한다.'

이렇게 심신의 안정을 되찾아 줄 좋은 약초가 있고, 구입도 비교적 어렵지 않으며 고가의 약재도 아니라서 일상생활에서 약차로 꾸준히 활용하기에 적합하다. 맛과 효능 어느 것 하나 빠지지 않는 약차를 활용해 휴식의 질을 높이면 심신을 안정시키는 데 많은 도움이 된다.

현대인은 물질의 풍요를 누리고 있으나 복잡하게 살며 많은 스트레스에 시달린다. 몸과 마음이 화합하고 조화를 이루어야 하지만 많은 것들에 방해를 받는다. 불면증은 그로 인한 대표적인 질환이다. 어쩌면 완벽한 치료를 위해서는 깊은 산속에 들어가야 할지도 모른다. 그래도 삶의 질을 높이기 위한 대안을 찾아야 하고, 생활습관에 접목시켜서 치료의 방법을 확장시켜야 한다.
당장 카페인 섭취를 줄이고 따뜻한 약차 한 잔을 마셔보라. 한 시간만 지나도 무거운 머리와 답답한 가슴이 나아질 것이다.

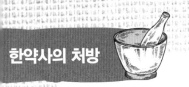

○ 청심연자음(淸心蓮子飮) ○

약재

연자육(蓮子肉) 8g

인삼(人蔘), 황기(黃芪), 적복령(赤茯苓) 각 4g,

황금(黃芩), 차전자(車前子), 맥문동(麥門冬), 지골피(地骨皮), 감초(甘草) 각 3g

달이기

위 약재의 용량은 한 첩 기준이며, 하루 3회 복용을 기준으로 하면 두 첩이 하루 분량이다.
한 첩을 끓일 때 물은 200~300cc를 넣고 처음에는 강불로 한소끔 끓인 후 가장 약한 불
로 뭉근히 달여서, 약물이 100~120cc 정도 되면 불을 끄고 적당히 식혀서 1회 분량으로
복용하면 된다.

이때 찌꺼기는 버리지 말고 보관했다가 두 번째 끓이고 난 후의 약재 찌꺼기와 함께 재탕
해서 세 번째 복용할 약물을 만들면 된다. 재탕은 약물의 양이 많기 때문에 물도 두 배로
넣지만 용출된 약물은 앞서 복용했던 양(100~120cc)과 똑같이 하면 된다.

약을 달이는 용기는 강화유리나 뚝배기면 충분하고, 위에서 말한 물의 용량은 끓어서 증
발하는 방식으로 만들 때 적용한 양이다. 한약을 달이는 자동기계는 물의 증발 없이 만들
어지는 경우가 많으므로 해당 기구의 사용법을 따르면 된다.

연자육을 차로 활용하는 방법

재료 연자육 100g, 옥죽(둥굴레) 50g, 대추 80g, 물 3L

1 잘 건조된 연자육과 옥죽을 준비한다.

2 두 재료를 프라이팬에 넣고 약한 불로 잘 볶는다.

3 대추는 씨를 빼고 끓인다.

4 준비한 3L의 물에 넣고 약 2L가 되도록 은은하게 끓여서 수시로 먹는다.

연자육(蓮子肉) – 연꽃씨

심장에 작용하여 정신을 안정시키는 효능이 있다. 신장과 비위를 보(補)하는데 비위에 작용하여 설사를 멎게 하고, 신장에 작용하여 정액이나 대하가 흐르는 것을 억제한다.

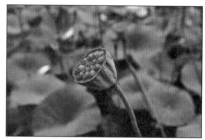

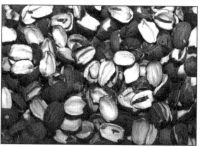

지골피(地骨皮) – 구기자나무뿌리

폐와 간과 신장의 열기를 식혀주는데, 이 열기는 체력이 고갈되어 나타나는 허열(虛熱)이다. 즉 급성병증으로 인한 열보다 만성질환의 몸의 허약해서 생기는 열을 의미한다. 주로 강장(强壯), 해열(解熱) 작용이 있어서 허열로 인한 식은땀을 조절하고 근육통을 완화한다.

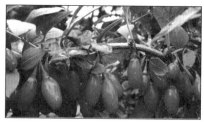

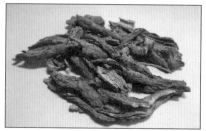

김민철 박사의 약초치유

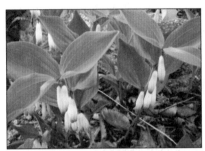

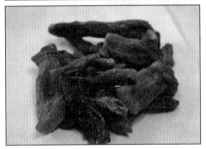

옥죽(玉竹) - 둥굴레

인체의 음(陰)을 보하는 작용이 있어서 폐와
위에 열이 있고 건조하여 발생하는 마른기침,
갈증, 허열, 소변이 자주 마려운 증상에 효과
가 있다. 허약체질, 폐결핵, 기침가래, 갈증, 당
뇨병, 가슴 두근거림[動悸] 증상을 개선한다.

50대 초반 여성의
갱년기 증상과 불면증 치료 사례

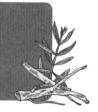

50대 초반의 진숙(가명) 씨는 생리가 불규칙하게나마 유지되고 있다. 올해 봄부터는 갑자기 얼굴에 홍조가 올라오면서 더워지거나 등에 식은땀이 나서 갱년기가 온다고 직감했다. 이러다 말겠거니 했는데 증상이 잦아지고 최근에는 밤에 자려고 누우면 가슴이 터질 듯이 답답해서 일어나 한숨을 쉬고 가슴을 두드리기를 반복했다. 이대로는 안 되겠다는 생각에 상담을 시작했다.

여성의 갱년기는 평균 45〜55세 정도에 나타난다. 호르몬의 변화로 생리가 멈추고 7〜10년을 갱년기로 본다. 증상에는 개인차가 있지만 대체로 감정에 기복이 있고 흥분, 안면홍조, 두통, 심계항진, 현기증, 이명, 불면, 혈관운동장애, 위장장애 등 여러 가지 증상이 복합적으로 나타난다.

진숙 씨도 번열과 함께 식은땀이 나고 가슴이 답답하거나 불안감과 함께 두근거려서 신경이 많이 쓰였다. 심장의 이상을 걱정해서 내과와 산부인과 진료도 받았는데 신경성스트레스이기는 한데 아직 호르몬의 양이 폐경기라고 할 만큼은 아니라는 소견을 듣고서야 조금은 안심이 됐단다. 결국 어떤 원인에 의해 스트레스가 갱년기 증상을 촉발한 것으로 보고, 환자의 일상생활 패턴을 면밀히 살펴보았다. 몇 가지 요인을 찾을 수 있었다.

전업주부로서 두 아이를 돌보다 5년 전 남편의 사업이 부도가 나면서 마트에서 관리직원으로 일을 하게 되었다. 그녀는 육체적으로 힘들기는 했지만 가정 경제에 도움이 될 수 있어서 열심히 일했다. 그러다 최근에 남편이 다시 사업을 시작해보겠다며 다니던 직장을 그만두겠다고 하면서 부부 간에 다툼이 잦았다.

젊어서 실패하면 일어설 수나 있지 50대 후반에 실패하면 재기가 힘든 것이 현실이라며 남편이 지금의 직장에서 정년까지 충실히 다니기를 원했다고 한다. 사업에 실패한 남편이 지인의 작은 회사에 들어가서 일하려니 마음이 무거웠을 텐데 몰라서 만류한 것이 아니다. 한 번 더 쓰러지면 다시 일어서기가 힘들다는 절박감 때문에 강하게 반대할 수밖에 없었다고 한다.

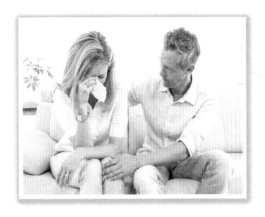

두 분의 상황이 이해 안 가는 것은 아니다. 각자의 위치에서 최선을 다하는 모습이 다르게 보일 수 있으나 결국 자신보다는 가족을 생각하는 마음은 다르지 않다. 그래서 지금의 스트레스가 더 심화되면 결국 건강에 악영향을 끼칠 수 있으니, 악순환의 굴레를 빨리 벗어나야 한다. 다행히 호르몬의 문제가 아닌 신경성 위축이 신체 신진대사에 영향을 끼친 정도여서 치료를 위한 적극적인 배려만 있다면 충분히 좋은 결과로 이어질 수 있다고 말했다.

가미소요산(加味逍遙散)과 시호가용골모려탕(柴胡加龍骨牡蠣湯) 약초처방과 함께 발목펌프 운동을 매일 저녁 휴식기에 하도록 권했다. 먼저 불안정한 마음과 열감이 오르는 현상을 제어하면서 불면증을 치료할 목적으로 시호가용골모려탕을 2주간 처방했다.

시호가용골모려탕의 주재료인 용골과 모려는 칼슘이 많이 들어 있는 동물의 뼈와 굴 껍질을 활용한 약재로 성질이 무거운 특징이 있다. 그래서 항진된 열기를 누그러뜨리는 작용이 강해서 심기를 안정시키는 약재로 많이 활용한다.

증상이 많다고 걱정할 필요는 없다. 사실 심기안정은 오랜 시간이 걸리지 않는다. 하지만 다시 오르기가 쉬워서 유지와 관리가 무엇보다 중요하다. 쌓인 것을 약으로 제거할 수는 있으나, 다시 쌓이다가 터지는 마음의 짐은 약으로도 어찌할 수 없다. 그래서 진정시키는 처방도 2주면 충분하다.

이렇게 급한 불을 끈 후에는 손상된 진액을 보충해서 허열이 오르는 것과 혈액을 비롯한 호르몬이 부족해지는 것을 예방하기 위해 가미소요산을 4주간 처방했다. 마음이 편하면 몸도 편하다는 말을 실감하게 하는 약초처방이다.

'달밤에 체조하다'는 말이 있다. 잠 못 이루는 밤이 얼마나 무료하고 고통스럽고 길면 체조를 하겠는가? '소요산(逍遙散)'이란 처방명은 이렇게 잠 못 이루고 어슬렁거리는 증상, 즉 소요를 치료하는 데 활용하라고 조상님들께서 이름까지 그렇게 지어주셨다. 열심히 하루를 보내고 평안한 휴식을 가져야 밝은 내일을 기약할 수 있다는 의미를 담은 처방을 보면서 선조들의 지혜에 다시 한 번 감탄한다.

약초처방과 더불어 일상생활에서 활용할 수 있는 발목펌프 운동은 오래 서서 일하는 환경이나, 평소 혈액순환이 잘 되지 않는 증상을 개선하는 데 도움이 된다. 퇴근 후 자투리 시간만 투자하면 체내 혈액순환 개선을 비롯해 낮 동안 오래 서서 일하다 생긴 부종과 다리 피로 회복에 더 없이 좋다.

갱년기 증상 예방이나 피로, 스트레스를 풀기 위한 운동의 필요성은 모두 다 알지만 마음처럼 안 되는 것도 사실이다. 여러 여건들 때문에 쉽게 운동을 하지 못한다면 자투리 시간을 활용한 발목펌프 운동은 꼭 하라고 권하고 싶다. 어떤 피로회복제나 말초순환개선제보다 좋은 효과가 있는 운동법이다. 시간과 돈을 적게 투자하고도 이만큼의 효과를 내는 운동법을 아직 못 보았다.

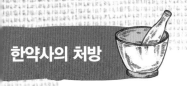

○가미소요산(加味逍遙散)○

약재
당귀(當歸), 복령(茯苓), 백출(白朮), 시호(柴胡) 각 30g

감초(甘草) 15g, 건강(乾薑) 6g

목단피(牧丹皮), 치자(梔子) 각 12g

달이기

위 약재의 용량은 한 첩 기준이며, 하루 3회 복용을 기준으로 하면 두 첩이 하루 분량이다.

한 첩을 끓일 때 물은 200~300cc를 넣고 처음에는 강불로 한소끔 끓인 후 가장 약한 불로 뭉근히 달여서, 약물이 100~120cc 정도 되면 불을 끄고 적당히 식혀서 1회 분량으로 복용하면 된다.

이때 찌꺼기는 버리지 말고 보관했다가 두 번째 끓이고 난 후의 약재 찌꺼기와 함께 재탕해서 세 번째 복용할 약물을 만들면 된다. 재탕은 약물의 양이 많기 때문에 물도 두 배로 넣지만 용출된 약물은 앞서 복용했던 양(100~120cc)과 똑같이 하면 된다.

약을 달이는 용기는 강화유리나 뚝배기면 충분하고, 위에서 말한 물의 용량은 끓어서 증발하는 방식으로 만들 때 적용한 양이다. 한약을 달이는 자동기계는 물의 증발 없이 만들어지는 경우가 많으므로 해당 기구의 사용법을 따르면 된다.

○ 시호가용골모려탕(柴胡加龍骨牡蠣湯) ○

약재

시호(柴胡), 반하(半夏) 각 8g

황금(黃芩), 계지(桂枝), 인삼(人參), 복령(茯苓), 용골(龍骨),

모려(牡蠣), 대황(大黃), 대조(大棗), 생강(生薑) 각 4g

달이기

위 약재의 용량은 한 첩 기준이며, 하루 3회 복용을 기준으로 하면 두 첩이 하루 분량
이다.

한 첩을 끓일 때 물은 200~300cc를 넣고 처음에는 강불로 한소끔 끓인 후 가장 약한
불로 뭉근히 달여서, 약물이 100~120cc 정도 되면 불을 끄고 적당히 식혀서 1회 분량
으로 복용하면 된다.

이때 찌꺼기는 버리지 말고 보관했다가 두 번째 끓이고 난 후의 약재 찌꺼기와 함께 재
탕해서 세 번째 복용할 약물을 만들면 된다. 재탕은 약물의 양이 많기 때문에 물도 두
배로 넣지만 용출된 약물은 앞서 복용했던 양(100~120cc)과 똑같이 하면 된다.

약을 달이는 용기는 강화유리나 뚝배기면 충분하고, 위에서 말한 물의 용량은 끓어서
증발하는 방식으로 만들 때 적용한 양이다. 한약을 달이는 자동기계는 물의 증발 없이
만들어지는 경우가 많으므로 해당 기구의 사용법을 따르면 된다.

◦ 발목펌프운동 ◦

발목펌프운동은 무릎을 펴고 곱게 눕거나 앉아서 간단한 방법으로 발목 부위에 자극을 주어 혈액순환을 촉진하는 운동이다.

심장과 종아리의 높이를 같게 누워서 걷기운동처럼 다리근육을 수축, 이완시켜서 종아리에 고인 체액(혈액, 조직액, 림프액)을 심장으로 밀어 올려 순환시켜 노폐물 대사를 정상화한다.

준비물

직경 6~10cm, 길이 30cm 정도의 원통형이나 반원의 목침(PVC 파이프, 단단한 종이 재질의 원통도 가능)

운동법

1 바닥에 누워 복사뼈(복숭아뼈)에서 위로 3cm 정도 위치하는 부위 밑에 목침을 놓는다.

2 무릎을 펴고 오른발을 20~30cm 정도 들어 올렸다가, 힘을 빼고 목침 위로 떨어뜨리기를 25회 반복한다. (목침 위에 수건을 얇게 깔아도 된다.)

3 항상 오른발을 먼저 하고 왼발로 바꾸며, 30회마다 다리를 번갈아 실시한다.

4 좌우 각 30회를 1세트로 해서 10~20세트를 실행한다. (1일 500~600회가 좋다. 단 처음부터 무리하지 말고 점차 늘리면 좋다.)

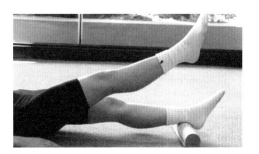

신경스트레스 해소에 좋은 약차

연자육(蓮子肉) - 연꽃씨

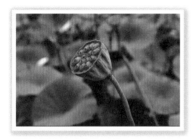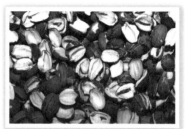

- 만성화병에 사용하는 약초로 심신안정 효능이 좋은 약초이다.
- 비장을 튼튼하게 하여 설사를 멎게 하고 신장 기능을 북돋우며, 심장에 작용하여 정신을 안정시킨다. 따라서 가슴이 두근거리고 잠을 이루지 못하는 증상과 신장이 약하여 나타나는 유정과 대하에 효과가 있다.
- 화병 초기에 울화가 치밀어 가슴이 답답하고 속에서 불기둥이 치솟는 느낌이 들고, 목이 뻣뻣하면서 두통이 생기는 증상에 도움이 된다.
- 열매를 쓰는 약초의 특성으로 허약해진 몸을 보강하는 효능을 지녔다. 기력이 없고 소화력이 약하여 대변이 항상 묽게 나오는 증상에 사용하면 좋다.
- 남녀생식 기능을 강화하는 효능이 있어서 조루나 대하증을 치료하며, 자궁출혈 억제에 효과적이다. 단 과로나 질병 때문이 아니라 정신적 문제와 스트레스 때문에 이런 증상이 생겼을 때 더 적합하다.

재료	연자육 10g
방법	물 1L를 넣고 센 불로 먼저 끓이다 약한 불로 뭉근히 30분 정도 더 끓인다.
복용법	식후나 1일 수 회 편안하게 마신다.
주의점	소화불량과 변비가 있는 사람은 복용에 주의한다.

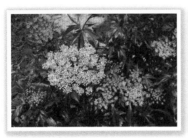 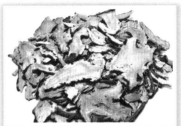

- 대표적인 보혈제 약초로 혈을 보하고 흐름을 좋게 한다. 빈혈이나 어혈로 인한 혈행 장애, 이로 인한 동통에 활용하고 있다.

- 장의 연동운동을 활발히 해주며, 체내 가스를 원활히 배출시켜 충분한 영양 흡수를 돕는다. 과도한 신경성으로 인한 인체의 진액(津液) 고갈에도 효과가 좋다.

- 당귀는 부인과의 성약이라고 할 만큼 각종 부인병 치료에 등장한다. 부인의 냉증, 혈색 불량, 산전·산후 회복, 월경 불순, 자궁 발육 부진에 좋으며, 몸을 따뜻하게 해서 혈액순환 장애로 인한 마비증상과 어혈을 풀어주고 생리통, 생리불순에 사용한다.

- 혈액과 진액을 보충하는 효과가 있어 노인과 허약자뿐만 아니라 과도한 스트레스로 심신이 지친 사람에게도 좋다.

재료	당귀 20g
방법	물 1L를 넣고 센 불로 먼저 끓이다 약한 불로 뭉근히 20분 정도 더 끓인다.
복용법	식후나 1일 수 회 편안하게 마신다.
주의점	부정출혈인 하혈(下血)이 있다면 복용에 주의한다.

작약(芍藥) - 함박꽃뿌리

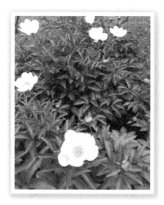 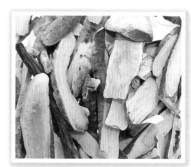

- 간과 비장에 작용해 수렴작용과 해열작용을 보인다.
- 간의 뭉친 기운을 풀고 통증을 감소시켜 스트레스 해소, 피로회복에 좋다.
- 생리불순, 생리통, 식은땀, 팔다리 경련과 각종 통증에 효과가 있다.
- 인체의 영양 부족, 과로, 질병으로 체력 소모가 높아, 조직이 경직된 것을 풀어주는 효능이 있다.
- 혈관과 근육의 비정상적인 경련이나 경직을 해소하는 작용을 한다.
- 현재 작약감초탕은 경련치료제, 근육통 완화제로 쓰이고 있다.

재료	작약 20g
방법	물 1L를 넣고 센 불로 먼저 끓이다 약한 불로 뭉근히 30분 정도 더 끓인다.
복용법	식후나 1일 수 회 편안하게 마신다.
주의점	없음

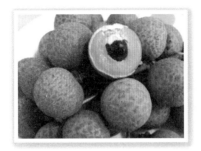
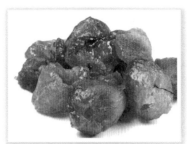

- 중국 남부, 동남아시아가 주산지인 용안나무의 열매이다.
- 심장과 비장의 기운을 북돋고 혈액을 보충해주며 정신을 안정시키는 효과가 있다.
- 가슴이 두근거리고 건망증이 있고 잠을 잘 이루지 못하는 증상, 빈혈로 얼굴이 누렇게 뜨는 증상에 효과가 있으며, 신경성질환 치료에 많이 이용되고 있다.
- 불면증, 다몽증 등 신경이 예민하고 안정이 잘 안 되는 증상에 효과가 있다.

재료	용안나무열매 과육 20g
방법	물 1L를 넣고 센 불로 먼저 끓이다 약한 불로 뭉근히 20～30분 정도 더 끓인다.
복용법	식후나 1일 수 회 편안하게 마신다.
주의점	당뇨병 환자는 복용에 주의한다.

우방근(牛蒡根) - 우엉뿌리

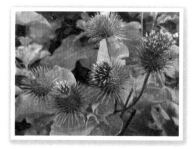 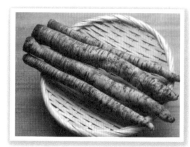

- 만성염증, 부종, 상처를 치유하고 증상을 개선하는 데 효과가 좋다.
- 심신의 안정을 유지하고, 근 경직을 예방하는 효과가 있다.
- 신장 기능 향상, 부종개선, 항노화작용, 항균작용이 좋다. (폴리페놀)
- 남성기능 향상에 도움이 되고 고혈압, 고지혈증 치료에도 좋다.
- 《본초강목(本草綱目)》 별록(別錄)에 보면 '감기 증상으로 추웠다 더웠다 하고 땀이 나는 증상과 얼굴
  이 붓는 증상, 소화기가 답답하고 갈증이 나는 증상을 치료하며 인체의 수분을 배출시키는 작용을 한
  다. 오랫동안 복용하면 몸이 가벼워지고 늙지 않는다'는 기록이 있다.

재료	말려서 볶은 우엉뿌리 10g
방법	물 1L를 넣고 센 불로 먼저 끓이다 약한 불로 뭉근히 30분 정도 더 끓인다.
복용법	식후나 1일 수 회 편안하게 마신다.
주의점	변질이 쉽고 변색이 된다.

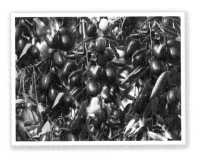 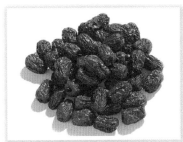

- 심장을 도와 혈액이 잘 돌도록 하고, 신경을 안정시키며, 폐와 기관지를 도와 기침을 멎게 하고 건조한 목을 풀어준다.
- 소화흡수 능력을 키우고 변비 증상을 개선하며, 여성의 히스테리 증상 치료에 많이 사용한다.
- 모든 약에 완화의 목적으로 배합하여 강장제로 쓴다. 신체 허약을 개선하고, 지사제로도 사용한다.
- 독을 제거하는 효과가 있어서 한약을 달일 때 생강과 함께 몇 톨을 넣으면 다른 약초의 강한 성질을 중화시킨다.
- 비위가 차서 하는 설사, 복통, 잘 놀라거나 두근거림, 신경질, 마른기침, 빈혈, 천식, 입안이 마르는 데 사용한다.

재료	말린 대추 20개
방법	물 1L를 넣고 센 불로 먼저 끓이다 약한 불로 뭉근히 30분 정도 더 끓인다.
복용법	식후나 1일 수 회 편안하게 마신다.
주의점	없음

참고문헌

《인체기행》, 권오길, 지성사, 2010

《새로 보는 감기의 한약치료》, 이종대, 정담, 2002

《동의보감 사계절 약초도감》, 자연을담는사람들, 글로북스, 2012

《동의보감, 양생과 치유의 인문의학》, 안도균, 작은길, 2015

《효소영양학 개론》, 김기태, 한림원, 2008

《약이 되는 음식백과》, 삼성출판사 편집부, 삼성출판사, 2010

《만성질환 식이요법》, 위니 유, 대가, 2010

《한상준의 식초독립》, 한상준, 헬스레터, 2014

《내 몸을 살리는 천연식초》, 구관모, 국일미디어, 2006

《한약 포제학》, 김기영, 고려의학, 1999.

《본초학》, 전국한의과대학 공동교재편찬위원회, 영림사, 2016

《방제학》, 한의과대학 방제학 교수, 영림사, 2019

《현대 한약제제학》, 현대한약제제학 교재편찬위원회, 신일북스, 2019

《만병의 근원을 다스리는 자연치유》, 한방자연치유연구회, 단샘, 2010

《건선, 백반 치료법》, 이경아, 여여, 2009

《동의보감 산야초 백과사전》, 주의린·이위·황극남, 행복을만드는세상, 2000

《간경화, 암 나으려면 바보가 되세요》, 정용재, 건강다이제스트, 2004

《미생물의 힘》, 버나드 딕슨, 사이언스북스, 2002

김민철 박사의 약초치유

《청결의 역습》, 유진규, 김영사, 2013

《내 몸의 유익균 프로바이오틱스》, 김석진, 하서, 2011

《미네랄이 해답이다》, 성재효, 글마당, 2010

《좋은 균 나쁜 균》, 제시카 스나이더 색스, 글항아리, 2012

《우리 몸 미생물 이야기》, 이재열, 우물이있는집, 2004

《암과 면역치료》, 기평석, 한국암재활협회(KCRS), 2019

《암 극복을 위한 미네랄 이야기》, 박용우, 한국암재활협회(KCRS), 2019

《당뇨 예방을 위한 당뇨병 완치 백과》, 황종찬, 태을출판사, 2019

《위식도 역류와 호흡기 질환》, 이원식, 군자출판사, 2011

《위, 장, 간, 소화기 질환 타파》, 동의자연요법연구회, 북피아(여강), 2009

《또 하나의 뇌, 위장》, 송인성, 사이언스북스, 2011

《속 편한 대장 이야기》, 속편한내과 네트워크, 클라우드나인, 2019

《소화기질환 자연요법으로 잡자》, 동의자연요법연구회, 북피아(여강), 2006

《자가면역질환 다스리기》, 정윤섭, 이모션북스, 2019

《면역의 반란, 자가면역질환 한방으로 고친다》, 이의준, 느낌이있는책, 2010

《아군의 포격 자가면역질환 희망보고서》, 김문호, 건강다이제스트사, 2015

《알레르기 아토피를 해결하는 장 건강법》, 후지타고이치로, 아주좋은날, 2012

《아토피 희망보고서 X-file》, 김정진, 동아일보사, 2010

《세포를 알면 건강이 보인다》, 김상원, 상상나무, 2016

《자가면역 피부질환》, 이창우, 아카데미아, 2012

《누구나 쉽게 할 수 있는 약초 약재 300 동의보감》, 엄용태, 중앙생활사, 2017

《약이 되고 궁합 맞는 음식 동의보감》, 신재용, 학원문화사, 2013

《해조의 화학과 이용》, 이종수, 효일, 2008

《슈퍼 미네랄 요오드》, 이진호·황성혁, 느낌이있는책, 2015

《생명의 균형 미네랄 3.5%》, 야마다 도요후미, 북폴리오, 2005

《지금은 미네랄 시대》, 김만식, 송이당(숲속의꿈), 2004

《비타민과 미네랄 & 떠오르는 영양소》, 박덕은, 서영, 2011

《생로병사의 열쇠 미네랄》, 박연수, 마음향기(책소리), 2006

《독 빼고 살 빼는 디톡스 다이어트》, 장재식, 살림Life, 2008

《기적의 야채스프》, 최현, 다문, 2005

《제2의 뇌》, 마이클 D. 거숀, 지만지(지식을만드는지식), 2013

《요리하는 약사 한형선의 푸드닥터》, 한형선, 헬스레터, 2016

《디톡스 다이어트》, 신성호, 위닝북스, 2019

《새로운 한약 처방 병약도표 변비》, 이종대, 정담, 2018

《더러운 장이 병을 만든다》, 버나드 젠센, 국일미디어, 2014

《한방으로 해결하는 정신면역》, 김경민, 찜커뮤니케이션, 2017

《화병 100문 100답》, 대한한방신경정신과학회 화병연구센터, 집문당, 2013

《우리집 주치의 자연의학》, 이경원, 동아일보사, 2016

《백반증, 발병부터 완치까지》, 한승경, 동아시아, 2014

《아토피·건선 99% 치료법》, 김성동, 건강신문사, 2016

《여드름·아토피·건선·백반증 면역과 체질 치료로 해결하다》, 양회정, 메디마크, 2013

《건선, 스테로이드부터 끊어라》, 이기훈·양지은, 집문당, 2010

찾아보기

김민철 박사의 약초치유